最悪のダイエット
最良のダイエット

〜ダイエットはモチベーションが鍵だった！
あなたを成功へ導くモチベーションとは〜

第 2 版日本語完訳版

この第 2 版は、企業、生命保険会社、政府が、従業員、保険契約者、国民がダイエットし、健康に生きるために何が出来るかを書き足しています。

ヨーラム・ソロモン, PhD 著
甲斐英隆・松田裕幸・宮﨑淳 監訳

Yoram Solomon © 2014-2017

ヨーラム・ソロモンの他の書籍:

◇ 「文化はあなたから始まる、あなたの上司ではない」
◇ 「Next Big Thing(次の大きな波)への設計図」
◇ 「創造力を潰すな」
◇ 「発明家の目を通した事業計画」
◇ 「ガラス玉でボーリングをする(第2版)」
◇ 「スタートアップから成熟企業まで」

私たちの自由を守るために
命を捧げる人々のために

私たちの自由を守るために
命を捧げる人々のために

最悪のダイエット　最良のダイエット

第2版日本語完訳版

〜ダイエットはモチベーションが鍵だった！
あなたを成功へ導くモチベーションとは〜

Copyright © 2014-2017 Yoram Solomon
All rights reserved.
ISBN: 1978146256
ISBN-13: 978-1978146259
CreateSpace Independent Publishing Platform,
North Charleston, SC
An Amazon Company

目　次

「神は、私が自ら変えることが出来ない物を受け入れる
心の静けさを与え賜った。
そして、変えることが出来る物を変える勇気、
その違いが解かる叡智を与え賜った。
毎日を懸命に生きる
毎回瞬間瞬間を楽しむ
そして辛い事も平和への道筋として受け入れることも。」

（ロバート・ニーブールによる静かな祈りより）

監修者まえがき

　2017 年 8 月に米国、テキサス州ダラスで著者のヨーラム・ソロモンに初めて会った時に、日本における年々増加し続け 42 兆円を超える規模になった膨大な医療費の問題と、それによる多くの健保組合の赤字化、国民皆保険の破綻危機の課題に非常に関心があり彼と議論になった。

　私は、企業こそが従業員の健康を、確実に且つ長期にわたり継続的に維持し、改善し、平均寿命 100 歳時代へ向けて、健康な状態で 60 代、70 代を迎えられる基盤を構築する役割を果たすべきであると考えていて、企業の人事部門がこのビヘイビアを強制出来る存在と考えていた。しかし、彼と議論している中で従業員のモチベーションを上手く扱わないと決して成功しないと理解した。

　つまり、定期健診を受診した企業従業員の70%前後が検査結果の数値からは「健康」と評価されている。しかしながら、加齢して40代、50代を迎えると、検査結果の数値に問題がある「不健康」な従業員が増えて行き、これが医療費を増大させている要因と考えられる。現在は「健康」である従業員の中にいる将来的に「不健康」に陥るハイリスク従業員を見つけ出し、予防的措置を発症前に施して行くこと、すでに危険領域に入ってしまった従業員に対して、健康改善を促し、重大疾病に陥らないようにすることこそが、最も有効な解決策だと考えている。そこに彼のモチベーションの理論を活用することで活路が開けると強く感じている。

　経済産業省が「健康経営銘柄」と「ホワイト 500」企業を選定し、2016 年から毎年発表している。しかしながら、まだまだ書類上での審査が中心で、実質的な従業員の健康維持・改善の施策を各企業が実行し、本当に従業員が人生を通して健康的に働く職場にして行くには、越えなければならない壁が幾つもあると考えられる。法定の定期健康診断すら受診しない従業員も相当数に及び、各従業員個々の問題意識を喚起して、モチベーションを創出して健康・維持改善に取り組まないと、健康経営企業は達成出来ない。なかなか大きなチャレンジである。

　このようなしっかりした理論の基盤があり、実践的にも効果が出た方法を書いたダイエット本を、私は他に知らない。企業であれ、個人であれ、是非、多くの日本人読者にこの本を読んで、「健康な人生」を獲得して欲しい。

甲斐　英隆（かい　ひでたか：Tak）

序　章

　　毎夏、私の妻と二人の娘、マヤとシーラ、は家族を訪ねるために3〜4週間イスラエルへ旅をする。私の両親はかなり以前に亡くなってしまったので、義理の両親と上手く付き合うために出来るかぎりは時間を使うが、通常は妻たちと一緒にイスラエルには行かない。非常に飛行時間も長く、多忙な私にとっては、長期間に渡り仕事を離れ、地元のコミュニティ活動から離れることはなかなか出来ない。一方、我が家のどの部屋でも模型飛行機製作に3週間没頭出来る機会が得られることは言うまでもない。しかしながら、我が家ではこの夏のイスラエル旅行を普通はアメリカ国内やヨーロッパの家族旅行と結び付けている。いつもこのようにしている：妻と娘達はイスラエルに飛ぶ、その帰国の途中で、つまりアメリカン航空はほぼ確実に彼らを同日中にダラスへの乗り継ぎ便に乗せるようには取り計らわない。したがって、この一晩の乗り継ぎ待ちを 5 日間とかそれ以上の日数に伸ばして、乗り継ぎ空港での滞在に切り替える。私は、その乗り継ぎ空港で家族と落ち合い。レンタカーを借りて、1 週間やそこら家族旅行をするのだ。2012 年の夏は、家族がニューヨークに 5 日間滞在した。私は彼らに合流して、ワシントン DC やニューヨーク市内へと 5 日間のコンパクトな旅行をした。私たちは、美術館、博物館、政府機関、ワールドトレードセンターなどを訪ね、またハーシーズチョコレート工場（ダイエットを始めるにはあまり良い場所ではなかったが）を含めいろいろな所を訪ねた。

　　最終日に、ダラス行きの便が夜だったので、ホテルに荷物を預け、地下鉄に乗ってロックフェラープラザへと向かった。我が家で主に視聴しているテレビ局は NBC で、毎朝「TODAY ショー」の前半部分をほぼ毎回見ていることを付け加えておこう。だからその生中継の場所へ、その朝私たち家族は向かったのだ。私たちはフェンスの前に立ち、アンカーのアナウンサーが来た時には、ジャンプしたり手を振ったりしていた。しばらくしたら、私たちは そこの GE ビルの2階にある「体験ストア」に入ることにした。この時、丁度2012年ロンドンオリンピックを開催中だったので、その記念のグッズやアクセサリーが売られていた。私がいろいろな種類の T シャツを見ていたら、3人が私に近寄って来た。一人はオンエアのためのメイクアップをしていた。（私はその時には気が付かなかったのだが、彼女はNBC の健康栄養番組編集者、マデリン・フェルストームだった）。そして他の二人はクリップボードを持っていた。

「あなたは今朝の TODAY ショーに出演したくはありませんか？」とその中の1人が私に聞いて来た。私は腕時計をチェックすると朝9時を過ぎていた。

「TODAY ショーはもう終わっているでしょう？」と私が返した。娘のマヤは、会話を聞いていて、非常に興味を持って私の脇に寄って来た。

「ああ、私たちは9時から始まっている TODAY ショーの後半部分の番組のことを話しているのよ。キャシー・リー・ギフォードとホーダ・コブのコーナーです」。

「それで私に何をして欲しいのだい？」と私が更に聞くと

「体重減量についてのコーナーなのですよ」と彼らは慎重に答えた。なぜ彼らは減量の番組のために私を見つけたのかと訝しんだ。しかし、待てよ、どんな理由にせよ、テレビ番組に出演出来る！、しかもそのじょそこらのテレビショーではない、TODAY ショーだ。

「私は何をすれば良いのだい？」

Yoram Solomon

　「毎朝、私たちは聴衆の皆さんのところへ行き、どんな質問がありますか？と聞いているのですよ。だからあなたに何か減量に関する質問をして欲しいのです。もしあなたが私たちの気に入る質問をしてくれるのなら、あなたに本番放送に出演して頂きたいと考えています」。

　私は一瞬考えて、良い質問、しかも非常に素晴らしい質問・疑問をかなり以前から持っていたことに気が付いた。

　「ありました。これはどうですか？私はどうすれば減量出来るかを知っています。どのような食生活をすれば良いかも知っています。どのようにエクササイズをすれば良いかも知っています。また、なにをやるべきか、何をやっては減量出来ないかも知っています。しかし、どうすればそれをやり遂げるモチベーションを得られるのでしょうか？」

　「それは素晴らしい質問です。彼に出演して貰おう！」マデリン・フェルストームが言った。他の二人はすぐに持っていたフリップボードに記入した。そして私を別に用意されたメイクアップ室に招き入れた。結局は、彼らは私があまり光って目立ち過ぎないようにメイクアップした。

　「私も何か質問出来ないですか？」マヤが尋ねると、

　「あなたの質問は何？」と彼らがマヤに優しい口調で聞いた。

　「　どうしたら、私たち家族はお父さんが減量するのを助けられるのかしら？」確かにまったくもって良い質問だ。結局マヤは私と一緒に出演したかったのだ。シーラはそれ程出たくもなかった。

　「それも素晴らしい質問だわ。あなたもお父さんと一緒にショーに出演しなさいよ！」マヤは非常にワクワクして喜んだ。

　私とマヤは、準備室に移動し、そして他の大勢の同じように質問をするために招かれた視聴者がいる部屋へと入った。もちろん、質問するのは私たちだけでないとは思っていた、しかし、彼らは私と娘を最前列に座らせた。そして私が最初の質問をすることになったので、あの質問をした。答えは非常に一般的だった。「あなたはまず一歩一歩小さく進むことです。そうすればあなたにやる気を起こさせるでしょう。また周囲のサポートも得られることでしょう」。（次に予定していたマヤの質問の回答へと移ってしまったので、マヤの質問が放送されることはなかった）。それで全て終わりだった [1]。回答してもらった後、私たちは部屋を出て、NBC 体験センターでの買い物をすませ、ホテルで荷物をピックアップし、ダラスへと帰った。

　しかし、次に起きたことが、本を書くことに繋がって行った。

***

　私は痩せた子供だった。しかし、今や私は減量と苦しみながら格闘している。私はこれまで、ぎりぎりボーダーラインだったことはあったが、肥満だったことはない。しかし、確かに太り気味ではあった。今まで私にとって適正な体重がこれだというチャートなど無かった。しかし、私は明らかに自分の体重が重た過ぎることを知っていた。WebMD には BMI を計算する素晴らしい計算機 [2] が用意されていて、自分の適正な健康体の体重の範囲を示してくれた。それは私の健康を維持するためには、BMI 数値から算定すると 140 ポンドから 189 ポンド（約 63.5 kg〜約 85.7 kg：私の現在の主治医は、私の体重が 200 ポンド＝約 90.7 kg 以下になることを薦めないのだが）がベストだと警告する。どの内科医の下で健診を受けても、私には減量が必要だと必ず言ったし、エクササイズをもっとやれとか（全くエクササイズしない場合とどれだけの違いがあるのかはっきりしないが、やった方が良いことだけは確か）、もっとカロリーを抑えた食事、脂肪分をもっとカット、食べる量も減らさなければならないと言われた。数

---

[1] http://video.today.msnbc.msn.com/today/48210533#48210533
[2] http://www.webmd.com/diet/calc-bmi-plus

　　　　　　　　　　　　　　　　　　　　　Yoram Solomon

年に一度、新しい医者に変えた。しかし、どの医者も皆同じことを私
に求めるので、全く助けにはならなかった。

　　　そして、2012 年 1 月に年一回の定期健康診断プログラムを
受診し、血液検査を受けたところ、これまでに増して非常に解り易い
結果が出た。検査結果はボストン心臓診断センター[3] に送られた。
血液検査の結果は、コレステロールレベルだけでなく、大小、善玉、
悪玉コレステロールの量 [4]まで計測してくれた。このテストを受けると、
女性栄養士による 6 か月間の指導が付随していた。しかも無料で。
これは、私が受けた中で最も理解し易い栄養指導だった。このプロ
グラムのセッションには、地域の「Market　Street」という食品スーパ
ーに行き、商品ラベルを読み取り送信することで、どの食品を選ん
で食べれば良いかも学ぶことが出来る付加価値サービスまで付い
ていた。このプログラムに参加したお蔭で多くのことを学ぶことが出
来た。私は決して皮肉を言っているのではない。このプログラムは
常に体重を計ることから始まった。彼女は栄養学のことを私に教え
てくれた。私は自分が開発している商品のこと、趣味のこと、減量に
関係ないことをいろいろ話した。彼女は私が何を食べるかに注意し
ているかどうか尋ねて来た。私の答えはいつもノーだった。そして最
終セッションが始まった時に、私の最終セッション開始時の体重を
計測した。しかし、私は彼女に、このプログラムを最初に始めた時の
体重を調べ、それと比較してくれないかと頼んだ。彼女はその体重
数値を PC 画面上で調べた瞬間、彼女の顔が赤く変わった。何と、
私は彼女に栄養指導を受けながら、過去 6 か月間に 18 ポンド（約
8kg）も太っていたのだ。この時点で、この結果は彼女のせいではな
い。彼女は私が減量するために何をやるべきかをしっかり教えてく
れた。私も何をしなければならないかをしっかり理解していた。ただ
単に私が実行しなかっただけである。これは、たぶん知識は減量に
とっての問題ではないと私が気づいた最初の瞬間だった。本当の

---

[3] http://www.bostonheartdiagnostics.com/index.php
[4] http://www.bostonheartdiagnostics.com/science_portfolio_map_test.php

問題は、私の減量に対するモチベーションにあった。私には減量することに対するモチベーションが欠片もなかったし、なぜそれが無かったのかもわからなかった。それから2週間も経たないうちに、私はNBC のテレビでこの質問を聞かれたのである。

＊＊＊

そして、あなたは今もう一冊、ダイエット本を買った。それともこれが最初の一冊ですか？（いずれだとしても私は光栄です）。なぜ我々はダイエット/減量のための商品やプログラムに何百ドルも何千ドルも使うのか？マーケット・データ・エンタープライズ社の報告書 [5] によると、米国におけるダイエット/減量のための商品やサービスの市場規模は、2013 年時点で 650 億ドル（約 6 兆 5,000 億円）にものぼる。これは新生児を含む全てのアメリカ人が、その年だけでも 1 人当り 200 ドル（約 12,000 円）を減量に費やしたことになる。全てのアメリカ人が、である。あなたもたった今、また 11 ドル（約 1200 円）使いました。

では、なぜ我々はそんなことをするのだろうか？ダイエットは過酷であり、我々自身が怠け者だからである。ダイエットしたい願望は現時点でも非常に強いが、今のダイエットが成功した場合のポジティブな結果（長い人生を健康で生き続けられること）が、遥か未来にしか実現しないからである。人間は食べることが好き。食べることは基本的欲求であり、私たちを幸せにする。デザートや甘い物は更に幸せを感じさせる。私たちはエクササイズが嫌いである。苦しいエクササイズは私たちを悲しい気分にさせる。だから私たちは常に魔法の解決策（特効薬）を探す。ひょっとしたら探している魔法の解決策は、私たちがどのように食せば良いかを教え、その結果、体重増加はせずに、しかし満腹感を得て、幸せを感じる方法を教えてくれる本かもしれない。ひょっとしたら私たちの筋肉を勝手にエクササ

---

[5] http://www.prweb.com/releases/2014/02/prweb11554790.htm

　　　　　　　　　　　　　　　　　　Yoram Solomon

イズしてくれ、寝ている間にダイエットが出来るセンサーが付いた電子機器かもしれない。なぜなら私たちはダイエットへのモチベーションが非常に低く、ダイエット出来るとしたら、それがとても簡単に実行出来る場合にのみ実現可能だからである。

　　しかし、そんな魔法の解決策（特効薬）などは存在しない。ダイエットを実行することは非常に難行である。そしてあなたの残りの人生のために何か苦しいことをするためには、強いモチベーションが必要となる。だからこの本は、私たちの少ししか無い、もしくは全く無いモチベーションに都合良く応える簡単なダイエットについて書いた本ではない。そんな本はこの世に存在しない。この本は、苦しいダイエットを乗り切るための強いモチベーションを創出すること、あなたの残りの人生を健康に過ごせる身体を獲得するためにどうすれば良いかについて書いた本である。

＊＊＊

　　私がこの本を書き始めた時、その一部として、私のこのダイエットをやり切る仮説を肯定（もしくは否定）するために、検証出来るサーベイ（調査）が必要だと認識した。2014 年の 4 月 15 日から同年 4 月 23 日の間、私はサーベイを実施した。かなり短い期間だったが、10 の質問により構成されたサーベイは 1 分もあれば回答出来た。8 日間に 200 件以上の回答を得ることが出来た。全体で 222 件の回答を最終的には得た。

　　この本を通して、私はこのサーベイの調査結果をのちほど記載するが、今はやめておこう。調査結果がこの本で読者の皆様にお伝えしたかったことを強く支持するような結果だったことだけお伝えしておく。私が博士号取得レベルの厳密な研究ガイドラインを守ったか？そうではない。それに近いが、十分とは言えない。また、私は「統計的有意」という言い方や、その他の誰にでも理解出来る学究的なその類の言い方をする気もない。しかし、私はこの本に書いてあることがどのように読者のあなたにとって意味があることなのかを示していく。

　　　現時点では、サーベイから得られた幾つかのハイレベルな統計結果をお見せすることにしよう。まず最初に、調査対象者（222名）の 86％が、過去 5 年間にダイエット/減量を望み、必要だ、しなければならないと言われたことがあると回答した。その中で、67％が実際に 10 ポンド（約 4.5kg）減量し、しかし、そのうち 37％しか減量した半分の体重も維持出来ず、更に 26％は 3 か月間しかそれを維持出来ておらず、たった 14％（222 人中の 31 人のみ）が減量した半分の減量分を 1 年維持出来たと回答した。どう考えても、減量し、それを維持するのは非常に難しいことであるのは間違いない。このことからも、年間 605 億ドル（約 6 兆 5,900 億円）が減量に関する商品やサービスに費やされている理由が解かる。全体の回答者の内で、半数以上（57％）が 10 ポンド（約 4.5kg）以下しか減量出来なかった、つまりたった 43％しか 10 ポンド以上減量出来た人がいなかった。回答者の 4 分の1以下（24％）は、25 ポンド（約 11.3kg）減量に成功したが、これは素晴らしい減量といえる。そこには主要な 3 つの独立した要因（原因や理由）があることが今回の調査で判明した。一つ目は「体重を計る頻度」、二つ目は「減量へのモチベーションの源泉」（ここでは深く触れないでおく）、そして「実際に減量を達成するまでに要した時間の長さ」である。そして、2 つの相互依存する要因（効果もしくは結果とその維持）、どの程度の減量が出来たかということと、減量を達成してから長期間にわたって維持出来たかの相関関係が見つかった。この本を通して、私は様々な意思決定や選択肢が体重を減量する目標設定および、その後、長期にわたり維持継続する能力に対するインパクトとの関係を分析した。もし、このスタディに関してご興味がおありなら、最終章により詳細なサーベイの調査結果を掲載してあるので見てほしい。

＊＊＊

　　　　　　　　　　　　　　　　　　　　　　　　Yoram Solomon

　創造性を生み出すモチベーションに関する博士論文を準備していたとき、方法論を選ばなければならず、私は定性的な分析ではなく定量的な分析のアプローチを選んだ。しかしながら、私は定量分析（統計的分析による説明）の講座も定性分析（インタビューによる事実探索）の講座も取っていたので、この本ではその一部を利用することにする。私は、説明的な対面でのインタビューが好きだ。インタビューによって突然今までに考えてもいなかった新しい質問が頭に浮かぶこともあるからだ。

　この本でも同じだ。だから私は幾つかの対面でのインタビューも実施した。それぞれの対面インタビューから学ぶことが多々あった。もし私がアレックスに会っていなかったら、習慣にならなければ努力が報いられないという事実を考えるに至らなかったかもしれない。また、ヴァレリーにインタビューしなければ、子供に与える事例の重要性を見逃していたかもしれない。また、マチューがいなければ、「鍵を誰か他人に与えろ」という台詞を知らなかっただろう。ドンは、長期間に減量すると習慣になり得ることを示してくれたし、ジョーやアレックスは、医者から生命の危機を告げられたことがどれだけ強烈に効くかを示してくれた。彼らの話は全て減量に関係があり、この本の中に収めてある。

***

　私は、この本に記載したテクニックを使い、非常に長い期間にわたり私自身が減量した体重を維持し続けていることを示すには、出版まで 10 年間待たなければならなかっただろう。私はこの本に書かれた方法論に賛成するかもしれないし、しないかもしれない栄養士やダイエット専門家からの支持を受けるのを待つべきだったかもしれない。はたまた200 人の治験者により私の減量の方法論を医学的に証明するために 7 年位掛ければ良かったのかもしれない。しかし、そんなに悠長に待っている訳には行かないという危機感を持って、今この本を通して読者の皆さんにこの方法論をシェアすることにした。

この本は、私の中にある経験や考え方を吐き出したものである。私はこの本を 2014 年 4 月 4 日に書き始めた。私が最初の一語をタイプしたその時から書き終えるまで 17 週間掛かった。7 月 31 日に、この本は完成した。私は Google Doc を使ったので、どこに居てもどの機器を使っていても、原稿へのアクセスがどこからでも可能だった。私は原稿の一部を自分への電子メールの中に書いて自分宛に送った。私は、iPhone でも原稿の一部を書いたし、時にはトレッドミル（ランニングマシン）で走りながら書いたこともある。この本は、心理学、経済学、マネジメント、エンジニアリングといった異なる学問分野から集めた知見も含まれている。しかし、それ以上に、私は世間の常識や自分自身の体験をこの本に記した。私は、この本が読者のあなたにとっても非常に意味がある本になることを約束する。

だから、私はダイエットが必ず成功すると約束している訳ではない。だからこの本のタイトルを「最良のダイエット法」とは名付けなかったこと理由もここにある。もし名付けていたら、それが正しいことを証明しなければならないし、それはしたくない。

***

その他にも、私がこの本を「最悪のダイエット...」と名付けたのかには理由があるが、もしあなたがなぜ他のダイエット本ではなくこの本を選んだのかの理由を知ることに興味がなければこの部分はスキップしても構わない。

この本を書き始めた日の直後、私は本のタイトルを探していた。この時点であなたが知っておくべきことは、私がジープ・ラングラー・アンリミテッド（長いボディで 4 ドア版である）を欲しかったということだ。そして、トレッドミルでランニングをしていた時に、私はYouTube のビデオで「ジープ・ラングラー・アンリミテッド」を検索していた。幾つかのビデオが検索されて来たが、その中の一つが「ジー

Yoram Solomon

プ・ラングラー・アンリミテッド：史上最悪の乗り心地」[6]というタイトルだった。（面白いことに、私がこのキーワードで検索すると、常にこのビデオが検索されて来た）。私はすぐにこのビデオを観た。

　　なぜ私が買おうとしている車が最悪の乗り心地なんだ？ナレーターはハンドルに伸縮性がないので、背が低いドライバーはハンドルに手が届かないと批判した。私は幸い背が高いので、これは問題にはならない。彼は、エンジンも煩いし、乗り心地はガタガタだと批判を続けた。あなたがジープに乗りたいと思うのは、正にこうだからじゃない？最終的に、私はジープこそが自分が求めていた車だと確信した。そして、ああ！と思った。素晴らしい！私はこのビデオをタイトルがネガティブだから観た。私は、この時に本にどの名前を付けなければならないかようやく気が付き、この本のタイトルを決めた。

　　もしなぜこれが機能したのかを知りたかったら、1979 年に「プロスペクト・セオリー（見通し論）」[7]を開発し、2002 年にノーベル経済学賞を受賞したダニエル・カーネマンとエーモス・トベルスキーの研究に立ち戻らなければならない。カーネマンは経済学の授業を 1 課目も取らなかったのにノーベル経済学賞を受賞した。彼はプリンストン大学ではユージン・ヒギンズ心理学教授だったのだから驚く。「プロスペクト・セオリー」では、人はネガティブな物事（特にリスクや喪失）に対してポジティブな物事に対する時より関心が高いと言っている。彼らは、「喪失は、気分が良くなることよりもより酷く人を傷付ける」と主張している。最近の機能性核磁気共鳴画像装置（MRI）の飛躍的進化と、MRI を使った検査結果が、予測不可能な現象に支配されたネガティブな感情に寄って人が治療方針の意思決定をしていることが大半であることを証明したが、これも「プロスペクト・セ

---

[6] https://www.youtube.com/watch?v=BS4ERDPr4Vw

[7]
http://www.princeton.edu/~kahneman/docs/Publications/prospect_theory.pdf

オリー」の示す通りであった（この場合は「史上最悪のダイエット」であるが）。私はこの話題からは離れて、ダイエットのことを語ろう。

****

　　端的に言えば（その直後に再び詳細に戻すが）、私はニューヨークに居た 7 月のあの日、230 ポンド（約 104, 3kg）を超えていた。そして 6 ヶ月後、予定の 3 日前の 2012 年 12 月 29 日に、私の体重は 200 ポンド（約 90.7 kg）を切って、正確には 199.3 ポンド（約 90.4 kg）になった。その後、私が 2014 年の 4 月にこの本を書いている時に、私の体重はまだ 200 ポンド（約 90.7 kg）だった。私がダイエットで減量した体重は増えなかったのである。私にとってのこの本の目的は、私がどのようにどのようにこの状態を実現し、あなたがどのようにすれば同じようにダイエットを成功させられるかをシェアすることだ。

　　世の中にある多くのダイエット法は、私以上に減量に成功した熱狂的な人々によって生み出されて来た。通常、100 ポンド（約 45.4 kg）以上の減量に成功した人達はこれらのダイエット法を使っている。私も幾つか試してみたが、全てを試した訳ではない。なぜか、その他のダイエット法は殆ど私には効かなかった。きっと皆さんにも全く効果が出なかったのではないか。さもなければ、なぜあなだは他にもたくさんやらなければならないことがあるのに、時間やお金を掛けてこの本を読む必要などないはずだからだ。私は、一つのダイエット法を他よりも優れているという気はさらさらない。たくさんの本やビデオやウェブサイトや他の情報源が世の中にはあり、皆それぞれ利用されている。実際に、私は他の全ての方法を排除して一つの方法を自分のダイエットに活用などしなかった。なぜならそれらはただ単に目標を達成するための道具に過ぎず、私は目標達成にフォーカスしていたからだ。この本は、他のダイエットの本とは全く違う。この本は、減量を成功させるためのモチベーション（その行動に持続性を与える内的要因）を創出することに関して書いた本であり、あなたはダイエット手法に関しては、目標を達成することを助けてく

　　　　　　　　　　　　　　　　　　　　　　　Yoram Solomon

れる自分に合ったもの（複数でも構わない）を使えば良い。私のこの本を書く目的は、私自身のためにあなたのやる気を起こさせることではなく、あなたが自分自身のモチベーションを見つけ、それをダイエットに結び付け、減量後の体重を維持することが出来るように導くことである。私のダイエットを成功に導いたモチベーションは、あなたがダイエットを成功させるために必要なモチベーションとは違う。

***

　　　2017 年に、私は一人の日本人紳士と出会った。彼の名前は甲斐英隆氏。彼はダラスに出張で来ていて、この本とその前提に興味を持った。幾つかディスカッションした後で、彼が日本企業では（日本政府も）従業員たち（や国民たち）が健康増進することを積極的に支援している事実を教えてくれた。その一つの理由が経済的理由。不健康な生活習慣のコストは膨大だ。彼はどうやったら日本の企業や保険会社、そして政府が、この本で述べているフレームワークを使い、彼らの従業員や保険契約者、政府にとっては日本国民達がより健康的な身体になることへのモチベーションを引き出す方法が見つからないかと探り私と二人で議論した。1 時間位ホワイトボードで議論した時点で、私はこの企業、保険会社、政府のニーズに応えるために、フレームワークに修正を加えた。その結果、私はこの本に 1 章追加し、第二版として発刊することにした。

***

　　　この本を読み始める前に、私の執筆スタイルについて一言言わせて欲しい。私は、この本全体を通して個人的なストーリーを書いている。それらの実話があなたがいろいろなことを理解する上で解かり易いと思うからだ。私は、自分があなたに直接話すことから逃れようとするつもりは毛頭ない。このことは最初にご理解頂きたい。次に、私は時々冷笑的になったり皮肉っぽくなったりする。それは私流のユーモアのセンスであり、お許し頂きたい。その上にこの本は出来上がっているので。

1.

ダイエットの経済学

　この章は、ダイエットに関する私の理論の中核から始める。しかし、それを説明する前に、まずは3つの概念を語らなければならない。どれも健康やダイエットや減量とは関係ない。しかしながら、私が初版本の読者の方々から頂いたコメントは、この部分がちょっと複雑過ぎて難解というものであった。私は、出来る限り簡素化しようと試みたが、もし Net Present Value（正味現在価値）が何なのか理解出来なければ、この部分をスキップしても構わない。

＊＊＊

　まず、最初の概念は、経済学やファイナンスの分野から取って来たもので、「Net Present Value（正味現在価値：略 NPV）」と呼ばれている。私が、1 年後に 100 ドル（約 10,900 円）をあなたに差し上げると約束したとしよう。来年受取る 100 ドルを確実にするために、あなたは今日幾らなら私に払ってくれるだろうか？さて、一番単純な答えは 100 ドルである。もしあなたが 100 ドルを今日私にくれたら、私は 1 年後に確実に 100 ドルをあなたにお返しするので。実際には、最も単純な答えは、ゼロかもしれない。なぜあなたの 100 ドルのために私を信用すべきなのか、なぜ 1 年間も私を信用し続けなければならないのか。結局のところ、1 年間にはあなたが今手にしている 100 ドルには、いろいろなことが起きる可能性がある。もし、あなたがその 100 ドルをノンリスクの預金口座（CD など短期金利商品）に預けておけば、あなたの 100 ドルは少し増えるかもしれない。

　また別の問題がある。1 年以内に返す約束をして私にくれた 100 ドル（約 10,900 円）には、他にも選択肢があり、私にお金をくれることにはリスクがある。結局のところ、私はあなたのお金に対しては、信頼させる存在ではない。ひょっとしたらそのお金を持って逃げてしまうかもしれないし、失くしてしまうかもしれないし、あなたに返せなくなあるかもしれないので、あなたは自分の 100 ドルに 2 度と会えないかもしれない。

　このように、NPV（正味現在価値）という言葉は、将来約束された 100 ドルは、現在の 100 ドルよりも価値が低いということなのだ。今日の 100 ドルの価値は、その 100 ドルの現在価値と呼ばれる。将来の価値を現在の価値に変換するためには、あなたは割引率を適用しなければならない。もしある銀行があなたの投資に年率 5％の利息を課すとしたら、連邦政府は喜んであなたの資金を保証するだろう。この資金は完全にリスクが無く、あなたへの 1 年後の 100 ドル（約 10,900 円）の約束は、実は 95.24 ドル（約 10,381 円）の現在価値しかない（5％の利子を足せば 100 ドルとなる。95.24×1.05 ＝ 100）。別の言い方をすれば、1 年後の 100 ドルの現在価値は、割引率を 5％だとすると、95.24 ドルになる。では 3 年後の 100 ドルの現在価値はいくらになるだろうか？それは 86.38 ドル（約 9,415 円）である。（もしあなたが 86.38 ドルをディポジットすると、年率 5％の利息が保証され、3 年後には 100 ドルになる。86.38×1.05×1.05×1.05 ＝ 100）。

　しかし、ここでの割引率は、ただ単に連邦政府が保証してくれると仮定した、リスクフリーの他の投資の割引率を考慮して推定しただけである。もし 3 年後に 100 ドル（約 10,900 円）にして返すことを約束すると私が言ったら、あなたは私に今日 86.38 ドル（約 9,415 円）をくれるだろうか？解かりませんよね。なぜって？それは、私に渡してくれることはリスクフリーではないから。あなたは、私が 3 年後に 100 ドルを返すかどうか解らない。3 年間に、私がそのお金を持ってどこかへ逃げてしまうかもしれない。それでは 50 ドル（約 5,450 円）だったら？もし私が 3 年後に 100 ドルにして返すと言ったら、あなたは 50 ドルなら私にくれるだろうか？明らかにリスクが全くない選

Yoram Solomon

択肢の中に、このようなものはない。では、このことは何を言っているのだろうか？

　この質問に答えるには、NPV をより高い割引率で計算しなければならないし、それは非常にリスクが高い選択肢になる。多分20％？100 ドルを 20％の割引率で 3 年後に返すためには、NPVは 57.87 ドルになる。5 年後に割引率 30％（さらに高いリスクですが）で 100 ドルを返すためには、NPV は 27 ドル（約 2,943 円）以下になる。

　今、本のこの部分の目的は、あなたを経済学者や会計士、銀行員あるいは投資アドバイザーになってもらうことではない。それはただ単に、NPV の概念を理解して頂きたかっただけであって、5 年後に 100 ドルを回収するということの価値は、今日の 100 ドルよりも遥かに小さい価値しかないということを理解して頂きたかっただけである。あなたは私がこの話をどこに持ってくかすぐに分かる。

＊＊＊

　第二の概念は、マネジメント分野から採用したが、マネジメントが今四半期の収益結果に対して、中長期的な戦略や投資の結果としての収益よりも、遥かに大きい関心がある状態をどのように扱うかという課題である。

　私がテキサス・インストルーメント社に勤務していた時、私はある事業分野の収益責任を担っており、年間売上が 1 億ドル（約109 億円）を少し切るくらいの事業規模でのいわゆる「典型的なゼネラルマネジャー」をやっていた。テキサス・インストルーメント社では、毎年 9 月から 10 月に掛けて全ての事業部が翌年度の投資の優先順位を設定していた。2004 年末に、私のチームが翌 2005 年の優先順位を検討していた時、何かが私を悩ませた。当時、全社的に売上 20％増が優先事項として掲げられていた。その日に何が私を悩ませたのかをお話することは出来ないが、その日の深夜にそれは私に重く伸し掛かって来た（決して夜にその悩みが伸し掛かってくるとは思いもよらなかったのだが）。私は翌朝上司に会いに行き、彼女に頼んだ。「あなたは、何がこの会社に欠けているかお解りですか？我々が来年 20％の売上成長を達成しなければなりません。しかし、我々は今後 4 年間に 100％の売上成長を実現することは出来ません」。彼女の返事は、「その二つの目標は同じことを言っている。だから矛盾はしない」でした。「もし我々が毎年継続的に 20％成長を続けたら、4 年後には 100％の成長を達成出来る（実際には107％だが）」と言うのである。更に「なぜ来年 20％売上成長させることがいけないの？」と続けた。さて、私にはこの2つの矛盾した目標は相互に全く違うものであった。技術分野においては（そして特に半導体分野においては）、翌年の売上を成長させたかったら、翌年売れる製品が準備出来ていなければならない。そしてどのような新製品も翌年の売上に貢献するように開発することは不可能だった。なぜなら製品開発には 4 年を要するからである。あなたが持っているのは「お荷物」だけである。もし年率 20％売上成長だけに焦点を当てるなら、決して新製品の開発は出来ない。しかし、もし 4 年後に100％の売上成長を目指すなら、まったく白紙から達成出来る計画を策定出来る。何も削ることなく、非常に少ない制約の下で斬新な新製品を創造して実現することが出来る。この上司との会話の結果として、私は事業を束ねたグループの戦略担当役員になり、USB3.0の開発を企画推進し、超高速接続の業界標準を創出することに成功した。しかし、これは他の本の話である（このアプローチは部分的に私の最初の本『ガラスのボールでボウリング』で取り上げた）。

　　なぜ、上司を説得するのがあれほど難しかったのだろうか。なぜ、マネジャー達は長期的な成功ではなく短期的な結果にそれほどこだわるのだろうか？

　　私は過去のキャリアで、ここ 10 年以上の最後の三つのポジションに皆「ストラテジー」というタイトルが付いている。しかし、ストラテジスト（戦略立案者）であることは、非常に難しい仕事である。なぜ

　　　　　　　　　　　　　　　　　　　　Yoram Solomon

ならテキサス・インストルーメント社で私が経験したように、マネジャー達は長期的な成果よりも短期的成果に圧倒的に注意を向け、ストラテジストはその逆である。ストラテジストは将来、しかもかなり先の将来の成功を確実にするために雇われている。彼らは今四半期の業績を重視しない。（私はこの姿勢について随分責められた）。

　　スタンフォード大学とロンドン大学の教授を務めるゲーリー・ハメルは、CEO（経営最高責任者）の短期業績志向に対して疑問を呈したことがある。「定年退職後 2 年の CEO を雇い、上限いっぱいのストックオプションを与え、後は自由にやらせたとしよう。株価は上昇するかもしれないが、果たして企業は繁栄するだろうか？」

　　米国での平均勤続年数は過去 100 年間に劇的に短期化した。2012 年に、平均勤続年数は 4.6 年だったが、100 年前には殆どの米国人は、生涯のキャリアを通してたった一つの会社に勤めるのが普通だった。これを証明すると、平均勤続年数は 4.6 年[8]、これが 65 歳以上の従業員ならば 10.3 年まで伸び、（55 歳以上だと、約半数が平均 10 年以上一つの企業に勤めている）、一方 91％のミレニアム世代（1977 年から 1997 年生まれ）は 3 年以上一つの仕事に留まらないという状況である[9]。CEO は、もはや会社創業者達ではあり得ない。代わりに、彼らは外部から入って来て、非常に高い年俸を要求し、会社を短期に業績回復もしくは変革することを約束する「雇われた銃」である。 ハーバード・ビジネス・レビューでは、2000 年から 2010 年の間に調査された 356 社の CEO のうち、3 年以下の在職期間を有する CEO がほとんどであったが、最適な CEO の任期は 4.8 年であるべきだと提案した。 株主はもう永遠に耐えられる企業を築くための忍耐を持ち合わせていない。彼らは直近の成果を見たいのだ。だから、もし私が新 CEO として着任したら、

---

[8] http://www.bls.gov/news.release/pdf/tenure.pdf
[9] http://www.forbes.com/sites/jeannemeister/2012/08/14/job-hopping-is-the-new-normal-for-millennials-three-ways-to-prevent-a-human-resource-nightmare/

業績は初年度から回復し、出来れば最初の四半期で回復させたい
のである。CEO として、2つの投資機会に直面したとしよう。一つは
一年以内に 25%のリターンを生み出す投資機会、もう一方は 4 年後
に 200%のリターンを生み出すとしよう。私は、最初の短期的なリタ
ーンを選ぶだろう。結局は、在任任期（特に CEO は）が非常に短
期になってくる中で、CEO である私が長期的な投資のリターンやそ
れによる企業の繁栄を見れる可能性はがどの程度あるのだろうか？
しかし、費用は確実に自分の任期中に発生し、その経費が明らか
に逆に短期的なリターンを脅かす。だから私でも、在任中に結果が
見れるところに投資するだろう。

　　　では「最悪のダイエット」的には、このような状況にどう対応
すれば良いのだろうか？すぐにその対応方法をお見せするが、今
はアメリカ企業では（殆どの人が勤務しているわけだが）長期的なリ
ターンよりも、短期的なリターンにより大きな関心がある点だけ同意
しておこう。これこそが、「来年の売上 20%成長の方が、4 年後の
100%成長よりもより重要な課題」であった理由である。

＊＊＊

　　　この短期的満足度の必要性は、行動の経済学の分野では
『双曲時間割引：（行動経済学の用語で、「遠い将来なら待てるが、
近い将来ならば待てない」という理論）』[10]とも呼ばれ、直近に手に入
る恩恵は嗜好性に歪んだ影響を与え、普通なら直近の恩恵を取る
ことを選ばない意思決定を覆すことがあると言われている。ちょっと
身近な例を挙げると、夕食の直前に、あなたは長期的な健康を確
保するためにデザートを食べないことを決意するのだが、しかしデ
ザートがあなたの目の前に配膳されたとたんにあなたの元々の決意
は覆ってしまう。未来、遠い未来の価値や恩恵は、どこか曖昧でハ
ッキリしない、しかし目の前の努力のコストは極めて明確に見える。

---

[10] http://cowles.econ.yale.edu/P/cd/d17a/d1719.pdf

　　　　　　　　　　　　　　　　　　　　Yoram Solomon

この状況は、多くの著者達が本を書くのを先延ばしにしながらも、納期を設定するのはなぜかという研究でも支持されている。しかしながら、納期が近づくにつれ、著者のコスト（執筆するための時間と労力）の評価が高くなり、本を完成させることによる恩恵（名声や著作権料）が急速に不透明になってくる [11]。自分にこう言い聞かせるのだ「この本を書き終えろ！」。

　　ああ、いったい 3 番目の概念の話はどこへ行ってしまったのかあなたは心配になって来ただろう。さて、それは次の章にある。

---

[11] Akerlof, G.A. (1991). Procrastination and obedience. American Economic Review, 81, 1–19

　　長期的健康が重要ではないと言っている訳ではない。それは非常に重要だ。厄介なのは、それが非常に遠い将来の問題なので、目の前にある直近の、大して重要でない現在の生活の幸せとのバランスを取ることが非常に難しいということなのだ。

2.

モチベーション

　私の理論、それはすでに実践されている、を説明するのに必要な第 3 の概念は、「内的モチベーションと外的モチベーション」として知られている。

　2008 年と 2010 年の間、私は学位取得の最終要件である博士論文に熱心に取り組んでいた。私はついに 2010 年に博士号を取得した（私の 9 歳の娘のシーラが、「お父さんは博士だけど、役に立たない類の博士...」と言ったので、辞退しなければならなかったのだが）。私の博士号は、組織とマネジメントの博士号で、私の研究分野は組織における創造力であった。ここで深堀りしてお話するのは止めておくが、（この話だけでもいつかもう一冊本が書けると思っている）、私はベンチャー（スタートアップ）企業と成熟した大企業における社員の創造力に影響を与える要因を比較した。

　根本的な違いは、社員達は適度にモチベーションが高められている時に、より創造的になるということだ。私の研究が完成する前の研究としては、内的モチベーションと外的モチベーション [12]を明確に区別して扱っていた。外的モチベーションは、外部のタスクや環境として定義されており、一方で内的モチベーションはタスク自身に内包されていたり、タスクを実行する人に内包されると定義されていた。外的モチベーションは内的モチベーションより、マネジメントとしては影響を与えやすい。なぜなら外的モチベーションは計

---

[12] Benabou, R., & Tirole, J. (2003). Intrinsic and extrinsic motivation. Review of economic studies, 70(244), 489-520.

測出来るし、実装しやすいからだ。また外的モチベーションには、大半は経済的褒賞、インセンティブやプロモーションなど、一般的には条件付きの褒賞などがある（目標を達成した場合とか、成功やその他の業績が計測可能な数値で測れる場合）。

　　　ハーバードビジネススクールのテレサ・アマバイル教授は、組織における創造力の研究分野のグルの 1 人 [13]と考えられているが、内的モチベーションは、それが元々はタスクそのものから発祥していたとしても、創造力に非常に大きく影響していると唱えている、かつ私自身の研究によっても、そのことは支持してされている。

　　　私は、この分野の研究をしている最中に、もう一つの非常に素晴らしいモチベーションの研究に出会った。ロースリスバーガーとディキンソンの 1939 年の著書『マネジメントと労働者』である。私は、アンナーバー大学の図書館のブックオンラインでその本を注文した時のことだが、「在庫有り」という表示があったが、まさか私の手元に届くとは思っていなかった。私がその 1939 年に印刷された本を手にした時の感触を未だに覚えている。その本は、第 2 次大戦開戦直後に出版された。この本は、ウェスタン・エレクトリック社のホーソン工場で行われた実験について書かれていた。この驚くべき実験結果は、「ホーソン効果」として広く知られ、労働者の職場におけるモチベーション研究の基盤と位置づけられている。この実験の本来の目的は、労働者の生産性に対する場内照明の明るさの影響を調査することだった。研究者の仮説は、照明の明るさを下げると、労働者の生産性も低下するのではないかというものだった。確かに単純で論理的な仮説である。しかしながら、その結果は全くの正反対だったのだ。その後何十年もの間、元々の研究者やその後継の研究者達が理由を見出そうとして来たが理由が解らなかった。なぜ、照明の明るさを暗くすると労働者の生産性が上がるのか？

---

[13] Amabile, T. M. (1998). How to kill creativity. Harvard Business Review, 76(5), 76-87.

　ひょんなことからこのミステリーが解けたのである。この研究が実施された方法に原因があった。ある要因（依存性のない変数：照明の明るさ）がその結果（依存性がある変数：生産性）への影響を知るために、実験対象（実験への参加者である労働者）が2つのグループに分けられた。一つは「管理されたグループ」、もう一つは「テストするグループ」と名付けられた。どちらのグループも変更する対象となる依存性がない変数（照明の明るさ）を除いて全く同じ条件と環境に設定され、この二つのグループの実験結果は依存性がある変数（生産性）に対する依存性がない変数（照明の明るさ）の効果として比較された。しかしながら、「管理されたグループ」（通常の照明の明るさで作業する労働者のグループ）は「ホーソン工場実験」中は実験のことは一切知らされていなかった。一方、「テストするグループ」（照明の明るさを下げた中で作業する労働者のグループ）はこれが実験であることを知らされていたのである。これが大きな違いを生んだのだ。この結果、「管理されたグループ」の労働者達はいつも通りに作業をし、一方で「テストするグループ」の労働者達は監視されていることを感じ、自分達の生産性が高いことを示さなければならないと強く感じていたようである。彼らは通常よりもかなり頑張って働き、暗い照明の下でも更に生産性が高いことを示そうとした。チームスピリットが醸成され、これが実験であり他のグループと比較されていることを知らされていない「管理されたグループ」よりも一層他の労働者の仕事を助けようとした。つまり、彼ら自身が精査され分析されているという知識・告知情報が、「テストするグループ」の労働者達により良いパフォーマンス（生産性・成果）を出すことへのモチベーションを創出したのだ、つまりより明るい照明の下で作業している「管理されたグループ」より以上に生産性を上げたのである。いちばん最初に研究者が見落としていたのは、この実験における知識・告知情報の違いである。実験に関する対象者への事前告知が、実験結果に決定的な違いを与えたのだ。

　ホーソン効果は内的モチベーションの完璧な例であり、課せられたタスク（仕事）そのものから湧き出て来た何かにより人々のモチベーションが活性化したのである。約束されたボーナスがあった訳でもなく、単に実験の事前告知情報があっただけで、一つのチームが他のチームを圧倒したのである。

***

　　　1962 年 9 月 12 日、当時のジョン・F・ケネディ大統領は、テキサス州ヒューストンにあるライス大学のスタジアム [14]、その年代における最も有名で感動的なスピーチをおこなった。宇宙開発におけるソ連の初期的成功に直面し、ケネディ大統領は 1960 年代の終わりまでにアメリカ合衆国が人類を月に送り込むと宣言したのである。「われわれは月へ行くことを選びます。この 10 年のうちに月へ行くことを選び、そのほかの目標を成し遂げることを選びます。われわれがそれを選ぶのは、たやすいからではなく、困難だからです。この目標が、われわれの能力と技術のもっとも優れた部分を集め、その真価を測るに足りる目標だからです。この挑戦が、われわれが進んで受け入れるものであり、先延ばしにすることを望まないものであり、われわれが、そして他の国々が、必ず勝ち取ろうとするものだからです。」

　　　これも内的モチベーションの素晴らしい例である。月に人間を送るというモチベーションは、当時の仇敵ソ連に対してアメリカ合衆国がかなりの難業でも成し遂げる実力があるということを証明する必要性が原動力になっていた。また、巨大な障害を乗り越えて成功させるというプライドも原動力となっていた。それは金銭的でも、経済的でもなく、その他の報酬のためでもない。全くの内的モチベーションであり、見事に機能した。

　　　しかし、私は決してあなたに月まで人間を連れて行ってくれとお願いしている訳ではないし、他のチームの業績を凌駕しろとお願いする気もない。私の 32 ポンド（約 14.5 kg）の減量成功などは、

---

[14] http://er.jsc.nasa.gov/seh/ricetalk.htm

　　　　　　　　　　　　　　　　　Yoram Solomon

もちろん、アポロ 11 号の成功の足元にも及ぶものではない。そして、次に紹介するジョーのケースのように、80 ポンド（36.3 kg）を直ちに減量しなければ生命の危険があるという明確で現実的な危機の話でもない。

＊＊＊

　　私はある趣味を持っている。実際には、複数の趣味があるが、この趣味はこの本の中で重要な役割を果たす。私は人生を通してずっと飛行機が大好きである。私が若い頃から、可能なかぎり航空博物館を巡り、片っ端から航空関係の本をや雑誌を読み漁ってきた。航空機のことを知るために、博物館に展示されているものや書物に書いてあることを知識として蓄積した。13 歳の時、イスラエルの模型飛行機クラブに入会し、バルサ材と絹の薄布で飛行可能な模型グライダーの製作を始めた。模型グライダー作りにはすごく長い時間を要したし、他の会員達が作って飛ばしていたラジコン飛行機の方が、飛ばしていて面白そうだった。ラジコン飛行機は、音が煩いエンジンが搭載されているし、確かに臭くて汚い液体燃料を扱わなければならない。最初に、私が友人の所有していたラジコン飛行機を少しの時間飛ばすチャンスを得た時（確かもう 20 代だったと記憶しているが）、凄く気に入ったのだが、その時には自分では買えなかった。機体だけでなく維持費も非常に高かったし、臭ったし、汚かったし、離着陸のために長い滑走路が必要だった。私は 13 歳当時、そのどれも持ち合わせておらず、20 代になってもそれほどお金を持っていなかった。しかしながら、私が 2008 年にインターフェーズ・コーポレーション社の経営戦略担当副社長に就任した時に、その会社の上司の CEO がラジコン飛行機製作者であり自身でも飛行させる人だったので、彼は私のことをこの趣味に再び引き込んだのだ。しかし、今回は違った。私には十分なお金があった。これまでで一番大きい家に住んでいたし、妻の抵抗はあったが、自宅にこの趣味をする場所が確保出来る（この時には 30 機以上の機体を所有することになるとは思っても見なかったが）。更に私を助けてくれたのは、電気式エンジン搭載機の登場だった。これは臭いの問題、汚れの問題を排除してくれた。そして私は最初のトレーニング用のラジコン飛行機を買った。そして二機目、三機目、さらにさらに買い足した。私はこの趣味が大好きだ。私の人生に安らぎを与えてくれる。この趣味は、ストレスが全くないわけではない。10 ポンド（約 4.5 kg）の機体を時速 130 マイル（約時速 208 キロ）で 5 分間飛ばすとかなり緊張でストレスが溜まる。しかし、それは非常に楽しくて、他の全てのことを忘れさせ没頭させてくれる。すぐにその趣味の虜になり、毎日没頭することになった。毎日、サーボモーターやねじ、ワイヤーや車輪、または新しい機体など何かを買って、それを組み立て、そして飛ばした。毎日である。

　　そうこうするうちに、私はホビーショップ（模型店）を見つけ、その店の常連客になった。その店の全ての店員と馴染みになった。その中にジョーがいた。ジョーは元警察官だったが、彼を知るまでは決して彼から何か買いたいと思うような店員ではなかった。私は、彼の（警察官として生きて来た）人生が彼の生き様を作り上げたのだと確信していた。しかし、彼に助けてもらいたい雰囲気ではなかったのだ。彼に何か聞くことは、まるで彼の邪魔をしているかのように感じた。彼は暖かくフレンドリーだったが、いわゆる典型的な販売員ではなくお客さんが質問してくるのを招き入れるようなタイプではなかった。ジョーは大体私と同じような背丈で、私より少しだけ重たいように思えた。あの日まで彼の体重のことなど気にしたこともなかった。

　　ある日、私は何かを買いに店に来た。そして突然ジョーが目に入った、というより誰か、ジョーよりも 50 ポンド（約 22.7 kg）ほど痩せた人間が視界に入った。彼の顔はもっと痩せていた。

　　「ジョーかい？」ちょっと躊躇しながら話し掛けた。

　　「はい。何かお探しですか？」それは紛れもなく彼だった。声の調子は、「俺に何をして欲しいんだよ？言ってみ！」という感じだったが、化学療法が人をどう変えてしまうのかを見てしまった。食欲喪失し化学療法の投薬が病んだ身体に投与された結果、痩せた身体の人がジョーに似ているという感じだった。少なくとも私にはそのように推察した。

「大丈夫かい？」

「はい、大丈夫です。」

さて、私はちょっと解らなくなった。

「君は減量したね」

「80 ポンド（約 36 kg）減量しました」なるほど、50 ポンド（約 22.7 kg）どころじゃないんだな。

「どうしてそんなに減量したの？」

そして、彼は私に非常に興味深い話をしてくれた。私はジョーがお酒をたくさん飲んでいるとは思わなかったし、彼の肝臓がこれ以上、体内脂肪を分解出来なくなった影響ではないかと思った。彼は医者に定期健診をしてもらいに行った時に、その医者は非常に乱暴に彼の肝臓はもはや機能しなくなりつつある、親戚で肝臓を臓器提供してくれる人が居るか至急探しなさいと言った。ジョーが何か臓器移植以外の治療の選択肢が無いかと聞くと、医者は彼に、体脂肪を正常量に減らすために、直ぐに劇的に減量する以外に手はないと言ったのだ。解りますか？あなたがダイエットを考えている時に、我々はいつも長期的な健康の推移を考える。しかし、勿論のことながら、直ぐに肝臓移植する必要があるなどと考えることはまずない。

宣告後の数ヶ月、ジョーは必要なインセンティブすべてを手に入れ、80 ポンド（約 36 kg）の減量に成功したのである。彼は、野菜ばかり食べ、集中的にエクササイズをし、他にも多くのダイエット方法を組み合わせて実行した。ジョーにはまさにその医者が彼に与えたもの、強烈な減量へのモチベーションが必要だったのだ。

　私は、皆さんに、ジョーのこと、彼の態度、それ以外のことは何もお話ししなかった。もし人生で私が学んだことをもう一つ付け加えるとすると、人は見掛けによらないということだ。だから私は判定していない。私は、ジョーの生き方、人々への接し方について十分に説明してくれるジョーの人生から多くのことを学んだ。私はジョーを尊敬しているし、彼の話は非常に感動的だった。しかし、彼と良い友人になれるかは解らない。しょせん私は通りすがりの一顧客に過ぎないからだ。

　ジョーの話も、内的モチベーションの話だ。彼のモチベーションは減量の結果に直結していた。しかしながら、ジョーが劇的な減量から受けた恩恵（すぐに肝臓移植のドナーを見つける、すぐに減量する）は究極的、緊急的かつ割引くことが出来ない例であるという事実を認識することが重要である。

　あなたが必要とするダイエットから得られる恩恵は、そのためにあなたがお金を費やす意思があったとしても、それほど差し迫って重要ではないし、即時でもないので、割り引かれる必要がある。

＊＊＊

　アレックスはロータリークラブに所属している。ある日私たちは毎週定例のミーティングのあいだ同じテーブルに座り、私がダイエットの本を書いていると聞くと、彼が突然話に入って来た。

「私は 55 ポンド（約 25 kg）痩せましたよ」

　彼が私に後日話してくれたことは、私がこの本に書いていることと非常に整合していたので、彼に別途時間を取ってもらい彼の話を聞くことにした。

　　　　　　　　　　　　　　　　　　Yoram Solomon

　　アレックスは痩せた子供だった。彼は高校を卒業した時には 140 ポンド（約 63.5 kg）、大学を卒業した時には 155 ポンド（約 70.3 kg）だった。そして、彼はボディビルディングを始め、たくさんの筋肉を身につけ、その時には 260 ポンド（約 118 kg）になっていた。そこまでは良かった。260 ポンドのボディビルダーは 260 ポンドあるように見えないからだ、しかし太った人間だった。彼もそれで満足していた。しかし、その後彼はぱったりとエクササイズを止めてしまった。もちろん彼は自分が高血圧症持ちだと知っていた。そして、彼は本当に痩せる必要があったが、それは長期的な健康懸念であり、彼の目の前の美味しい食事や止めてしまったエクササイズを復活させるほど重要ではなかった。アレックスは結婚し、二人の娘がいる。ちなみに彼の 260 ポンドの大半は筋肉から脂肪へと変わっていた。そして、2012 年のある日、丁度私がニューヨークで NBC のインタビューを受けていた頃に、彼の 7 歳の娘が彼に言った：

　　「パパ、あなたは太っているわ。皆がパパのことをからかうだろうし、パパには死んで欲しくないのよ」

　　もしあなたが親でなければ、この 7 歳の娘が発した言葉がどれだけインパクトがある言葉かはわからないかもしれない。

　　その時からアレックスはダイエットを始めた。彼は運動をした（彼は毎朝 1 時間自転車に乗って走り、12 マイル＝19.2 kmを走行している）。彼は MyFitnessPal（マイ・フィットネス・パル）[15] という無料スマホアプリを使い、毎食の食事のカロリー計算をして、毎日の「カロリー予算」内で収めるような生活をしている。彼はこのスマホアプリを使い、ランチに何を食べれば良いかを注文することにも使っていた。彼は、シナーボックビアブレッドには手を付けなかったし、パンの切れ端が 200kcal しかないと解かるまでは、手をつけなかった。アレックスは 55 ポンド（約 24.9 kg）減量した。彼がそれ以上減量し

---

[15] http://www.myfitnesspal.com/

なかった理由は、彼の妻が止めたからだ。彼の娘の言葉がまだ頭の中で毎日響いて聞こえるそうだが（もう 2 年も経っているのに）、私の想像では、その体重に留まっている主な理由は、彼が身に付けた新しい生活スタイルが既に習慣になっているのだろう。

＊＊＊

　　私のサーベイでは、回答者達にダイエットして体重を減らし、それを維持している人達のモチベーションを尋ねている。私がその質問に対して与えた 4 つの選択肢のうち、最も効果的なものと回答されたのは、「すぐに治療する必要のある即時の健康リスクまたは生命への脅威」であった。ジョーのように、明らかなそして直近の生命への危険のためにダイエットを始めたと回答した人達の 80％がかなり大きな減量に成功し、その内の 67％が最低でも 3 ヶ月間の体重の維持に成功しているという結果が出ている。しかし、もしあなたに直近の健康や生命への脅威がなければ、同じようなタイプのモチベーションを持つことは出来ない。このサーベイへの参加者からの数多くのフィードバックを読んで、私はもう一つの別のカテゴリーがあるのではないかということに気付き、それはひょっとしたら直近の「健康リスクや生命への脅威」のに隠れているのかもしれず、それは重要な点であった。少なからぬサーベイ参加者が（彼らはサーベイに回答した後で私のところにやって来たのだが）、ただ単に自分自身に対してこれ以上耐えられない自己嫌悪に陥った時点でダイエットを始めたということだった。彼らは、自分自身がどう見えるか、自分をどう感じるかということに疲れてしまって、最後の 1 ポンドの体重増加は最後の藁（これ以上は限界）という感覚であった。このような回答者は、ただ単に疲れ切ってしまった人達だ。これはアレックスが娘に言われた時に起きたことと同じだ。「人々は皆パパのことを笑うわよ。私はパパに死んで欲しくないの」。これは強いモチベーションとなり、医者から移植用の肝臓を提供してくれるドナーを見つけろと言われたのと同じか、それ以上の効果をもっていた。しかしながら、皆さんに自分のダイエットへのモチベーションを得るために、何とかして自

　　　　　　　　　　　　　　　　　　　　　　Yoram Solomon

己嫌悪になって下さいと私は言えない。この例は、単にモチベーションとなるものの有効性を説明するために使っているに過ぎない。もしあなたが一つでもこのような経験があるなら、この本はあなたがそれを正の方向へ活用してダイエットの成功を助けることができるだろう。

＊＊＊

　　　　ダイエットについて一つだけ繰り返し何度も聞いたことがあることがある。それは私から見ると、ダイエットには規律が必要に見えるということだ。これは同時に何となく当たり前のことを言っているようにも聞こえる。あなたは物事を決められた通りに規則正しく実行する必要がある。それが規律だ。私は辞書を見ていて「規律」という言葉に対して、様々な定義があることに気が付いたが、今回のようなダイエットのケースに最も適した意味は、「トレーニングと管理によって維持された行動と秩序」[16]ではないかと思う。減量するために必要な努力を通して、規律を保った管理が必要だ。しかし、この本では、あなたには自分が規律や自己管理が欠けているという気分を持ってもらいたくない。なぜならこの本の目的はそこではないからだ。まずあなたに最初に必要なのはモチベーションであり、それによりダイエットにおける規律を守ることが出来るのだ。私はここでこの二つ、モチベーションと規律、の些細な区別をいろいろ言うつもりはない、二つのことは違うものである。

　　　　この本は減量に関する本ではない。この本はダイエットを成功させるために必要なモチベーションを創出することに関する本である。モチベーションという言葉は、何度も何度もこの本の中に登場する。だから、私はただこの言葉を説明しようとしているだけだ。辞書に出てくるモチベーションの定義は、「ある方法で行動するため

---

[16] http://dictionary.reference.com/browse/discipline?s=t

の理由を創出する」[17]とあり、ほとんど意味がない。しかしながら、このテキストブック [18] におけるモチベーションの定義は、二つの一般的な質問から始まる：(1)何が行動を起動させるのか？と(2)なぜその行動に対する集中力に違いが出るのか？である。

　　　最初の質問（何が行動を起動させるのか？）は、それに続く5つの質問に分解される。

- なぜある行動を始めたのか？
- 一度始めた行動を、なぜ長期間続けることが出来るのか？
- なぜ、その行動が目標に直接的に向かい、他のことには向かわないのか？
- なぜ、行動がその方向を変えることを出来るのか？そして、
- なぜその行動が止まるのか？

　　　教科書的定義に従って理解すると、この本の目的、そしてこの本が読者の皆さんを助けたいと思っているのは次のことである。

- ダイエットを実行するのに必要な行動をスタートし、
- その行動を長期間継続させ、
- それらの行動をダイエットの成功へと方向づけし、
- その行動が方向を変えてしまうことを阻止し、
- その行動を止めることを阻止し、
- それらのダイエット成功に必要な努力をやり切る行動の継続への強い意志と集中力を担保する

---

[17] http://dictionary.reference.com/browse/motivation?s=t
[18] Reeve, J. "Understanding Motivation and Emotion", 5th Edition, Wiley, Hoboken, NJ, 2009

　　　　　　　　　　　　　　　　　　　　　　　　　Yoram Solomon

***

　この章のここまでで、私はなぜ内的モチベーションが外的モチベーションよりより有効に機能するのかというケースをご紹介して来た。私の博士号の研究で、私は外的モチベーションは創造力に殆どポジティブな影響を与えないということを発見した。しかし、外的モチベーションを完全に諦めてしまう前に、本当にこれまで一度も機能しなかったのか、「キャンドル問題」を見てみよう。それは実際的な問題[19]である。「キャンドル問題」は、カール・ドラッカーによって開発され 1945 年に出版された、一種の認識力テストである。このテストでは、参加者はロウソクとマッチと画鋲の小箱を渡される。目的は、火の点いたロウソクを、蝋が床に落ちないように壁に固定することである。ちょっと考えてみて下さい。あなたならどうやって実現するか？

　答えは、画鋲を全て小箱から取り出し、画鋲を使って箱自身を壁に固定し、そして火の点いたロウソクを箱の上に置く。もしあなたが答えに行き着いたら、あなたは創造力がある（もしくは少なくともこのテストに関しては）、そしてものが持つ「機能の固定概念」（小箱は画鋲を収納するためだけに使われるという発想）に影響をほとんど受けなかったということだ。

　次のステップでは、要素をさらに追加する：小箱の中ではなく外に用意された画鋲を使ったテストだ。画鋲が小箱の外に提供されていた場合、その小箱が他の目的に使えることは容易に解かる（画鋲を収納するのと同様に）、そしてより多くの参加者が正しい解決策に辿り着く時間が短縮される。それには多くの創造力や複雑な思考を必要としないからだ。

---

[19] http://en.wikipedia.org/wiki/Candle_problem

　1962 年に、心理学者サム・グラックスバーグ [20] が、このテスト
にもう一つ要素を付け加えることで、更にもう一段上のテストへと進
化させた：その要素とは、最も早く「キャンドル問題」を解決した参加
者の 25%までに 5 ドル（あくまでも当時の貨幣価値である）の賞金を
用意し、最も早く解決した人に 20 ドルの賞金を用意した。4つのグ
ループの内で、2つのグループにはこれらの賞金を用意し、残りの2
つのグループには賞金は用意しなかった。その 2 グループの中の
1 グループには、小箱に画鋲が入った状態（より大きな創造力が要
求される）で渡された。そして画鋲が外に出た小箱（より答えが明ら
かで創造力が要求されない）をもう1つのグループに与えた。グラッ
クスバーグは、賞金のインセンティブがテストもしくはタスクの複雑性
に関係なく、解決策を見つける確率が改善すると想定していたが、
驚いたことに彼は全く逆の結果を得た。つまり賞金を用意した方が
解決策を見つける速度が落ちることがあった。

　2005 年に、ボストン連邦準備銀行は、生産性と業績に対す
る条件付き支払いインセンティブの影響 [21]を調査する研究を委託し
た。研究は、ダン・アレイリー（マサチューセッツ工科大学：MIT）、ユ
ーリ・ニージィー（シカゴ大学）、ジョージ・ローウェンスタイン（カーネ
ギーメロン大学）、ニナ・マザール（MIT）により実施された。実験は、
MIT（ボストン対岸のケンブリッジ）、シカゴ大学、そしてインドの片田
舎で行われた。参加者は6つのゲームを与えられ、それらは様々な
レベルの複雑性、そして様々なレベルの創造的思考が必要なゲー
ムだった。これらのゲームの結果を基に、彼らはインセンティブ（褒
賞金）を用意した（管理するグループと比較するために、管理するグ

---

[20] Glucksberg, S. (1962). The influence of strength of drive on functional
fixedness and perceptual recognition. Journal of Experimental Psychology,
63 (1), 36-41: http://whywereason.com/2011/09/01/how-misguided-
incentives-negatively-affect-productivity-and-well-being/
[21] Ariely, D., U. Gneezy, G. Lowenstein and N. Mazar (2009): "Large Stakes
and Big Mistakes," Review of Economic Studies 76, 451-469:
http://www.bostonfed.org/economic/wp/wp2005/wp0511.pdf

 　　　　　　　　　　　　　　　　　　Yoram Solomon

ループには何のインセンティブも用意しなかった）。最も成績が良か
った参加者には、平均給与の半月分に相当するお金がインセンティ
ブとして与えられた。結果は 1962 年にグラックスバーグの実験結
果と同じだった。簡単なタスクでは、インセンティブがある方が成績
が向上したが、より高い創造性が要求される複雑性が高いタスクで
は、むしろインセンティブを提示した方が、成績が下がったのである。
この実験に参加した研究者の言葉をそのまま引用すると：

> 「ある閾値を超えるまでは、インセンティブを上げると、最適化
> レベル以上の過剰なモチベーションを誘発し、パフォーマンス
> に悪影響を及ぼすことがあるように見える」

　　　図表1は、この言葉を述べた研究者が発見した、インセンティ
ブが簡単な課題と複雑な課題に与える影響を示している。

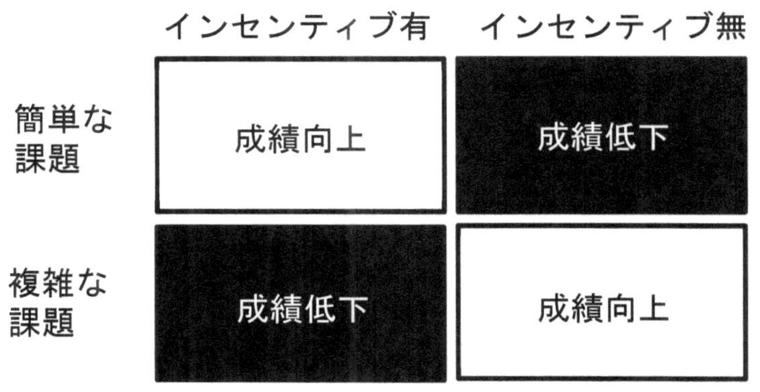

図表 1: 課題の複雑性に対するインセンティブが業績に与える影響

　　　私のダイエットのモチベーションの背景にある理論のコアに
ついて引き続き述べていくが、今は以下のことだけ頭に入れておい
てほしい：外的モチベーションは簡単な課題に対しては効果的だが、
複雑な課題に対しては逆効果となる。そしてもう一つ。ダイエットは
非常に簡単な(決して複雑ではない)課題だということ。創造力を要

求するようなことではないし、宇宙開発のような難業でもない。ダイエットに必要なのはモチベーションだけである。すべてに述べたことによれば、ダイエットは簡単な課題であり、外的モチベーションが機能するはずである。一方、内的モチベーションは機能しないかもしれないが、見てみよう。

＊＊＊

　2011 年 2 月頃、私は 1911 年製コルト拳銃に魅せられた。その名前の通り、この拳銃は 1911 年に発売された。第一次世界大戦前である。それは、当時の米国政府の要求仕様を満たすように設計され、6 社が半自動 45 口径拳銃の設計を提案し、そしてジョン・ブローニングが設計したコルト M1911 拳銃が、6000 回転の発砲試験で一度の故障もなく、正式採用された（今日ではそんな試験を要求出来ませんが）。この拳銃は第一次世界大戦、第二次世界大戦、朝鮮戦争、そしてベトナム戦争中にまで使われ、1990 年代初頭についに現役引退するまで、米国が参加するどの戦争でも使用された。私が（長銃身タイプの）コルト 1911 ガバメントに最初に出遭ったのは、1970 年代後半、まだ高校生だったが、イスラエルで射撃訓練のインストラクターから見せてもらった時だった。2 回目に見たのは、1913 年に年代設定されたサム・ペッキンパー監督の西部劇「ザ・ワイルド・バンチ」（1969 年制作）の中でだった。

　その頃（2011 年 2 月くらい）、私の体重は 223 ポンド（約101.1 kg）だったが、靴紐を結ぶにも苦労をしていた。私は、自分の姿を見るのも嫌だったし、常態的に胸焼けがあったし、もう減量しなければだめだとダイエットを決めた。モチベーションについて今ほど理解していなかった時だが、私の健康、寿命、靴紐を結ぶ能力の減退は、私をダイエットに向かわせるモチベーションとしては十分ではなかった。そして、私は自分自身と取引をした。もし 205 ポンド（約 93 kg：8.1 kg減量）以下までダイエット出来たら、コルト 1911 を買えると。2011 年はコルト 1911 にとっては 100 周年記念の大事な年だった。コルト拳銃のウェブサイトを見ると、2 種類の 100 周年記

　　　　　　　　　　　　　　　　　　　　　　　　Yoram Solomon

念モデルが掲載されていた。一つは 1918 年モデル、もう一つは金メッキのコレクター専用モデル。それは 3 倍高かった。だから私は 1918 年モデルが欲しかった。また、1918 年に製造された 1911A1 モデルの精密なリメイク版だった。その銃は極めて稀な限定生産版だった。私は凄くこの銃が欲しかったので、ダイエットのインセンティブにした。結果的に、健康問題のために目指す減量そのものは私にとってダイエットするモチベーションとしては十分ではなかった。そして、私は食べる量を減らし、より多くのエクササイズを行った。私は頻繁に体重を計り、自分がどれくらい痩せて来ているのかをチェックした。そしてたった 2 ヶ月しかかからなかったが、ある朝起きて体重を計ると 205 ポンド（約 93 kg）を切っていた。やった！任務完了！

　　　そして、私は 1911 式コルト拳銃の 100 年記念モデルを買いに出かけた。最初は地元の銃砲店に行った。彼らは在庫していなかったが、私のために注文しようとしてくれた。しかし、私はその場で欲しかったので、さらにフォートワース・ガンショーに出向き、北テキサス（多分テキサス州全体でも）最大のガンショーだと思うが、どこにもその銃が見つからなかった。誰も持っていなかった。口を揃えて、その銃は非常に稀な限定製造版なので、見つけるのはほぼ不可能だと言った。中には、受注したくて（私のお金が欲しくて）、在庫を見つけようとしてくれたが、私はそのリスクを取りたくはなかった。そして何人かが、ダラス・ガンショーは実際にフォートワース・ガンショーよりも規模が大きいと教えてくれた。そして私はそこへも行った。誰も 100 年記念モデルの在庫を持っていなかった。そして、フリスコやメスキートなど更に小規模なガンショーへも行った。しかし、その拳銃が見つかることはなかった。ついに私はコネチカット州ハートフォードのコルト社に電話をかけてどこに行けば見つかるのか？と聞くと、電話の向こうで対応したスタッフが笑った。「君ね。これは限定版だよ。既に 2009 年に売り切れたよ」。製造に入る 2 年前に既に売り切れていたなんて。明らかに、私よりはるか前にコルトの 100 年記念限定生産モデルに興味を持つ人達がいたということだ。そして彼らはコルト社が記念モデルをどのようなものにするかを決めるよりも前に、購入していたのだ。

　わかった。私は彼らのようなコレクターでもないし、熱狂的なコルトファンでもない。しかし、私は依然として何か歴史の一端となる品が欲しかった。そして、私は 205 ポンド（約 93 kg）以下に体重を抑えることが難しくなりはじめ、ダイエットがたった一時の努力ではなく、残りの人生でずっと維持し続けなければならない継続的なものだということを思い知った。さて、100 周年記念モデルはだめだったが、他のモデルなら入手出来た。ベトナム戦争時代に使われた、シリーズ 70 というモデルであった。また、より安全なメカニズムが装備された現代シリーズ 80（別名 1991 年モデル）も買えた（もし弾が入っている状態で、撃鉄が引いてない時に、誤って銃を床に落とした拍子に撃鉄が返り、暴発してしまうことがあり、大怪我や生命を落としたりする危険がある）。どちらも依然として生産中で、妥当できる値段だったが、100 周年記念モデルではなかった。結局、私は 80 シリーズを買うことにした。そして翌年のフォートワース・ガンショーに行き買った。一ヶ月も経たないうちに、私の体重は 220 ポンド（約 99.7 kg）を超えた。

　何が起きたんだ？まず、健康や減量に一切関係のないモチベーションのもとになるもの（減量に成功したらコルト 1911 型拳銃を買う）は、私の健康に関係するどのようなモチベーションよりも効果的であることが解かった。これは外的モチベーションだ。しかしながら、2 ヶ月間強のダイエットは全く新たなダイエットの習慣やエクササイズの習慣を生み出すことは無かった。その間の努力は凄かったが、一度目標を達成してしまうと、それは終了した。ハードルを越えるには、努力を継続さえるに必要な力とは違う力（物理的というよりは、心理的、感情的な強さ）を使う。あなたはそれを登らなければならない丘と見、頂上に上り切った瞬間から、そこから先は下り坂になっていく。あなたは、残りの人生にかけるのと同じレベルの減量努力を継続しなければならないと知るより、どこかの時点でその努力を

　　　　　　　　　　　　　　　　　　　　Yoram Solomon

止めるのを知っている方がもっと短い期間でもっと大幅なダイエット
に成功したかもしれない。しかし、私は常々、NBC に登場する「最も
減量に成功した人々」が、どうして毎週 10 ポンド（約 4.5 kg）以上も
減量出来るのか不思議に思っていた。それは単純な構図だ。その
参加者達は、そのゲームに勝った後は、それでゲームは終わりだと
知っているのだ。これはどんな努力にも共通している。しかし、これ
はどうして 1 ヶ月も経たない内に、私の体重がまた 220 ポンド（約
99 kg）に戻ってしまった理由と同じである。

　　　私のサーベイ調査において、マイルストーン・インセンティ
ブ（「マイルストーンの体重に到達したら自分にご褒美、例えば新し
い車を買うと」）の結果だと答えた参加者はダイエットの成功率が高
かった（67％以上の人がかなりの減量に成功していた）。しかし、減
量した体重を維持出来た割合は極めて低かった。その中で 30％に
過ぎない人達しか、その後 3 ヶ月以上減量した体重を維持出来な
かった。つまり 70％の人は、元の木阿弥かさらに激しくリバウンドし
ていた。

明らかに生命の危険はダイエットのための最も有効なモチベ
ーションとなる。マイルストーン（経過目標）による外部モチベ
ーションは、ダイエットには有効かもしれないが、残りの人生に
それを維持し続けることは出来ず、内的モチベーションは、残
念ながら役に立たない。

3.

ダイエットのジレンマ

　これまでに、私はあなたがダイエットするために必要なモチベーションを見つけ、そのモチベーションを残りの人生を通してずっと持続する準備が出来たと思う。ちょっとの時間を頂き、以下の質問に答えてみて欲しい。なぜ、自分がダイエットしたいのか？この本を読むのを休んで、紙にあなたの答えを書き落として欲しい。そしてこの続きを読んで下さい。もし私がギャンブル好きなら、あなたのダイエットをしたいと思う理由が以下の項目がもしくはその組み合わせに含まれていると賭けても良い。

- 自己満足したい。
- 長生きしたい。
- より健康になりたい。
- 医療費を減らしたい。
- 娘が結婚するのを生きていて見たい。
- 息継ぎせずに靴の紐を結びたい。
- もっと見た目を良く（シェープアップ）したい

　さて、これらは全て内的モチベーションです。そしてこれまで論じて来た創造力と生産性の理論を信用すると、それらの内的モチベーションは外的（強制的）モチベーションよりもより強力なはずです。しかし、私たちはその答えをすでに知っていたはずだ。

　多分、そろそろ健康とダイエットの枠組みの中での内的と外的なモチベーションの定義をする必要があるタイミングだと思います。内的モチベーション、これはダイエットするという課題そのものの中にあるものですが、ダイエットやエクササイズの効果や恩恵に当たります。それは前述の 7 項目の例のようなポジティブな表現で表すことが出来ます。しかしながら、外的要因は、ダイエットとは全く関係ないこと、例えばコルト 1911 型モデルを買うとか、減量による直接的な恩恵とは関係ないそれ以外の何かである。

　　ダイエットに関係し内的モチベーションとなるすべてのものに共通する要素がある。どの内的モチベーションも直近の恩恵をもたらさない（ジョーのような腎臓移植手術が必要になるような緊急性の高いケースを除いて）。もし私がダイエットに成功したら、気分は良いだろうし自己満足を感じるだろう。しかし、それには時間がかかる、多分数ヶ月、もしくは数年は。その時に、私はスタイルが良くなっているだろう、しかしそれにも時間がかかる。私は長生きするだろう、しかし、正直なところ、私にはもうすぐ死ぬだろうという感覚はない。ジョーは腎臓移植が必要になるかもしれないという直近の生命の危機（もしくは死の恐怖すら）を感じただろうが、あなたや私にはその危機感はない。誰もが近しい身内や親戚や友人に、心臓発作（私の父はこれで亡くなった）や脳溢血で亡くなった方がいるだろうと思うが、それは太り過ぎていたことに起因していたかもしれないし、血圧管理の失敗によるかもしれないし、血中の高コレステロールによるかもしれないし、でも自分は大丈夫だと考えている。こんなことは自分たちに起こるとは考えていない。「こんなことは自分には起きない」を安全に担保できる前に、私は減量する必要がある。そこで、我々はこれらの将来の価値に「割引率」を適用すると、非常に低い NPV（正味現在価値）しか得られない（なるほど！ようやくあなたは私がなぜこの言葉の定義を説明したかが理解出来たと思う）。

　　そして、ダイエットするにはコストも掛かる。大好きなものを食べないで我慢しなければならない。朝ベッドの中でもう少し長く寝ていられる時間を 30 分削ってエクササイズをしなければならない（シャワーについて触れてないが、そこでは余分に 10 分の時間を使う）。デザートがすごく美味しそうだ。私は皆が食べているのに、只一人アイスクリームを食べない人間になりたくない（他人の視線は結構重要な役割を果たすのだ）。

　間違いなく、長期的なダイエットのメリットは、あなたが好きなものを食べたい時に食べ、エクササイズの代わりに楽しいことをやるという短期的欲求（冗談を言うつもりはないが、まだ楽しみ足りない）を上回る。明らかに減量することのメリットは短期的楽しみを上回る。

　しかし、一度割引率を適用してしまうと、ダイエットをしないことによる直近の快楽やその他の短期的恩恵に比べ、長期的な恩恵のNPV（正味現在価値）が小さくなってしまう、そうなるとダイエットは失敗する。長期にわたり内的モチベーションとなるもの（長生き、自己満足、あるいはスタイルを良くしたいとか）の NPV（正味現在価値）を短期的な快楽やダイエット行為に対し計算するとは常に損をする。

　おかしな話だが、実際にこの反応は定量化することが出来る。私の健康が今後 25 年間で（その時、私は 75 歳となっているので、この仮定は妥当）100 万ドル（約 1.1 億円）の価値があるとする。これはある意味、生命保険契約に投資する金額の合計額のようなもので、私の生命の価値がどの位かということになる。一方で、糖分が高いデザートを食べることに 100 ドル（約 1100 円）の価値があるとする（値段が 100 ドルという意味ではなく、自分にとって 100 ドル以上の価値があり、結果、コストは下がり、私は買いを入れる）。この価値に適用する割引率を年率 33％だとすると（結局は、この投資にはリスクがある訳だが）、私が 75 歳で健康でいることのNPV（正味現在価値）は、40 ドル（約 4,400 円）に過ぎないことになり、デザートを食べることにより得られる貯金の価値 100 ドルよりも小さくなる。もちろん数字は数字に過ぎないことはを私は知っているが、我々は生命に金銭的価値を支払っている訳でもないし、直近の楽しみに支払っている訳でもないことは理解している。しかし、我々の心は（お腹は）この比較を常にしていて、我々は健康に良くないものを食べたりエクササイズをサボったりという意思決定を都度行わなければならない。まさに、2012 年 7 月に私が受けた NBC 放送の「TODAY ショー」のインタビューで話した「私は、ダイエットをするために、何を食べて良いのか悪いのか、何をやらなければならないのか皆知っている。しかし、自分にはダイエットをやり切るモチベーションが十分に無いだけだ」ことと同じである。私があなたに、もしあなたがダイエットのために何をしなければならないか知っていますか？と尋ねたら、賭けても良いが、あなたは知っていますと答える筈だ。あなたは誰かが推薦するダイエット法に従ってやっているかもしれないし、それをやり切らなければならないことも理解しているし、だからダイエットの成功・不成功は知識の問題ではないのだ。あなたはダメな人間ではない。それはモチベーションの問題なのだ。

　これは、シュレックがドンキーに行った言葉を思い出させてくれる（2001　年製作の映画「シュレック」）。二人とも牢屋の中で逆さまになってぶら下がりながら、ドンキーが「俺のミランダ権利（黙秘権）はどうなっているんだ？「あなたには黙秘権がある」とあなたは言うかもしれない。誰も私には黙秘権がある、と言わない。」　と言うと、シュレックは「ドンキー、君には黙秘する権利がある。君に欠けているのは黙秘する能力だ」と答えた。

　我々にはダイエットの知識は十分にある。我々に欠けているのはその知識を使って成し遂げる能力であり、それがモチベーションなのだ。

＊＊＊

　長期的な健康のためのダイエットの視点と構図の中で、モチベーションのジレンマを議論し、この本がそのジレンマをどう解決するかみていこう。第一の前提として、人は単純なコスト−ベネフィット分析に基づいて実行する、あるいはしない。あなたはコストと恩恵を比較することが出来る、なぜならどちらもそれぞれの価値を持つからだ。我々は、得られる物事の価値が、それを獲得するために支払うお金の価値よりも大きい場合にのみそれを買う。もし得られる恩恵の価値がコストより大きければお金を使うのである。もし恩恵がコ

　　　　　　　　　　　　　　　　　　　Yoram Solomon

ストよりも低ければ、単に買わない。さらに、恩恵の価値とコストがか
け離れればかけ離れるほど、意思決定ははっきりして来る。もし恩
恵の価値がそれに掛けるコスト（あるいは努力）より遥かに大きけれ
ば、もちろん買う。もし恩恵が想定コスト（や努力）より遥かに小さけ
れば、努力などする訳がない。それほどまでに単純な話なのだ。

***

　　　図表2は、あなたの長期的な健康が減量、とくに健康的なダ
イエット食とエクササイズ、に必要な努力より大きな価値があることを
示している。実際に、もし私があなたに聞いたら、長期的健康による
恩恵は、それを得るために実行しなければならない健康的食事や
エクササイズなど必要な努力に比べて遥かに大きな価値があると答
えることに賭けてもよい。私のサーベイ調査に参加し回答してくれた
うちの 67%が、人間にとってダイエットの主なモチベーションは何か
という質問に対して、長期的な健康や元気で長生きすることが主な
モチベーションだと回答している。

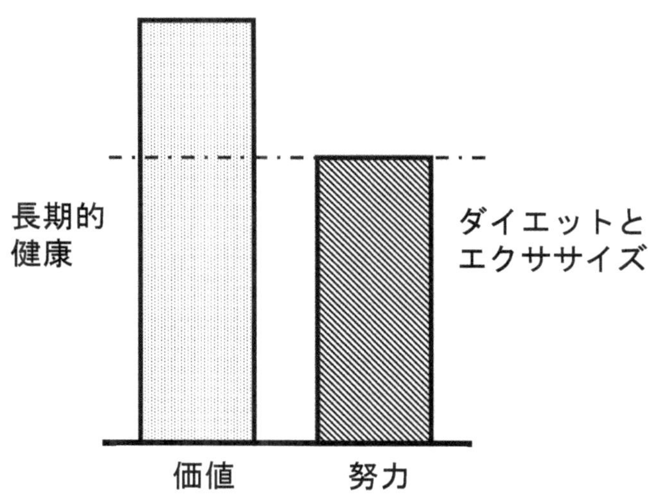

図表2:長期的健康 対 ダイエットの努力

　しかし、もしそうだとしたら、なぜ我々はダイエットの努力をしようとしないのだろう。サーベイ調査では長期的な健康をモチベーションに減量したと83%の参加者が回答したが、たった22%しか大きな減量（20 ポンド、約 9 キロ以上）の減量が出来なかったし、その内 57%は減量後 3 ヶ月以上減量した体重を維持出来ず、さらにその 29%しか 1 年以上維持出来なかったと回答している。ここにこそNPV(正味現在価値)の概念が役に立つ。あなたの長期的健康は、名前の通り、長期的課題である。図表3が示すように、長期的健康は遠い将来の課題なのだ（後方に示してあるように）。もし割引率を適用して、長期的健康の NPV(正味現在価値)を示すと、今日の価値が非常に小さいことが解かる（手前に示されている）。その結果、長期的な健康から受ける恩恵の現在価値は、それを達成し維持し続けるために必要な努力やコストよりも遥かに小さいことが解かる。これが長期的健康とダイエットにおけるモチベーションのジレンマである。

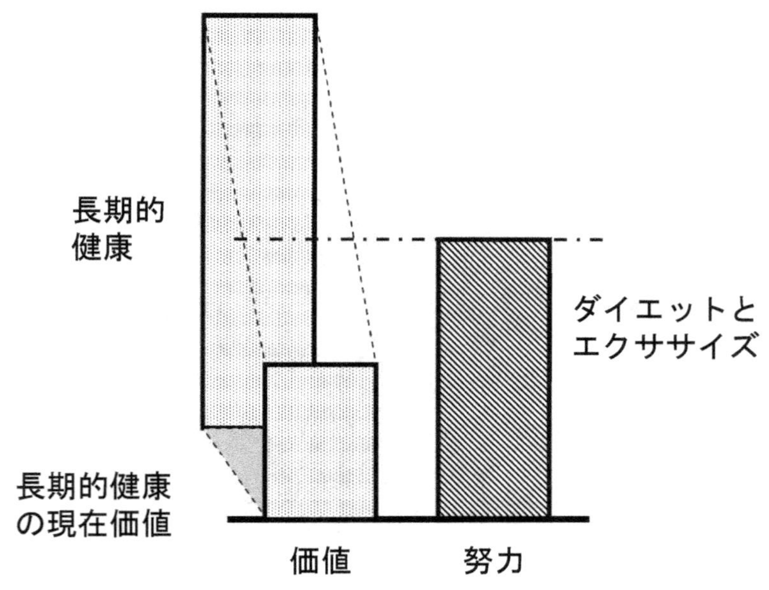

図表3:長期的健康の現在価値

Yoram Solomon

　ではこの問題をどのように解けば良いのか？さて、これこそがこの本を書いている目的そのものである。一般的には、図表 4 が示すように、我々は現在の外的モチベーション要因を追加する。これは長期的健康の現在価値と組み合わせることで、ダイエットとエクササイズに要求されるコストや努力の価値よりも大きくすることが出来る。なぜそれを私は外的と呼ぶのか？なぜならば、その外的モチベーションが創出する恩恵は、長期的健康には関係ないか（少なくとも直接的には）、あるいは努力の自然な結果として関係するかもしれないが、いずれにしても今日の価値を創出することが出来る。しかし、そのモチベーションとなるものの重要な要素は、私の長期的な健康（またはその現在の価値）と同じように、ダイエットやエクササイズに強い関係があり、その結果として生じる直接的報酬でなければならないということだ。それ以外だと、あなたの健康と違い、努力と褒賞（外的モチベーションとなる）の関係性が自然ではない。

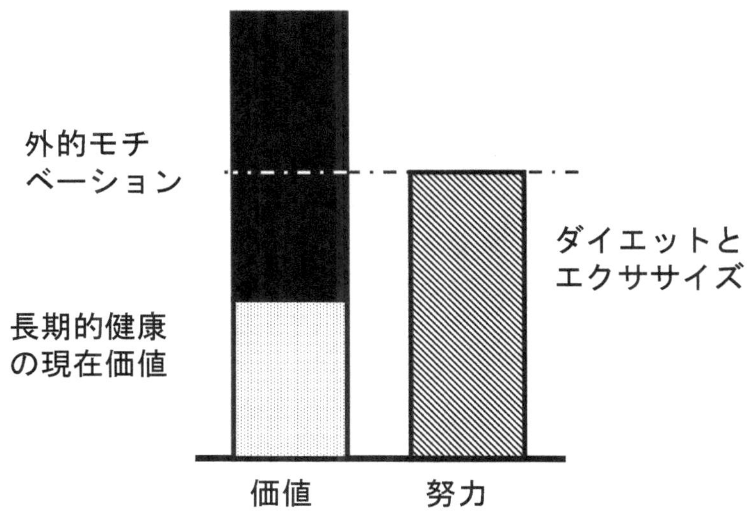

図表4:外的モチベーションの追加

　　次の章では、このようなモチベーションをどのように開発す
るのかについて議論し、提案する。しかし、次のような質問が来るだ
ろう：外部モチベーションは永久的に必要なのか？答えはノーだ。
ダイエットとエクササイズは実行するにつれ、苦痛ではなくなってい
く。より軽い負荷で実行出来るようになる。より日常の自然な行動に
なっていく。そしてやがてそのことをあまり考えなくても実行出来るよ
うになる。そして日常の習慣となる。図表5は、ダイエットとエクササ
イズが新たな生活習慣を創り出すことにより時間の経過と共に苦痛
で無くなってくることを示している。これは一晩で実現出来ることで
はない。努力からの苦痛は徐々に、長い時間を掛けて減衰していく。
図表5は、努力からの苦痛は以前よりも小さくなっているものの、依
然として長期的健康の現在価値よりも大きい。そのために、この時
点ではまだ外的モチベーションとなるものが必要だが、以前より少
なくとも機能する。

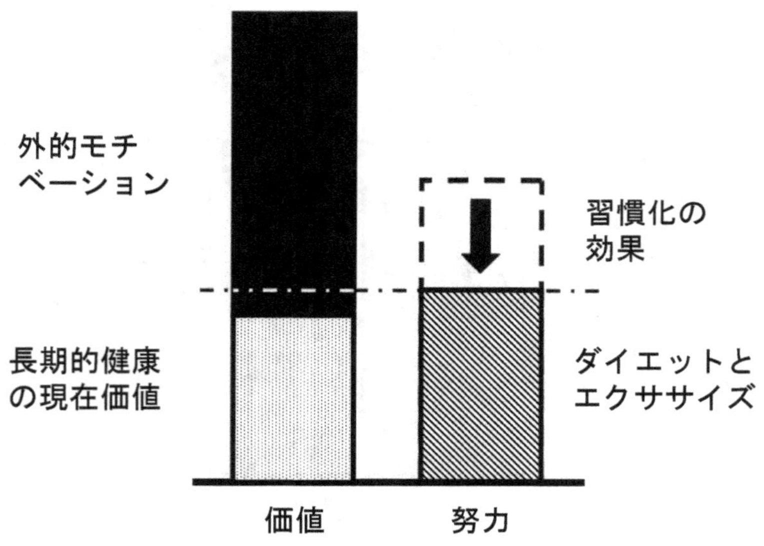

図表5：ダイエット努力の苦痛を下げる習慣化の効果

　　しかしながら、その努力の苦痛は、ダイエットやエクササイズが習慣化するにしたがい継続的に減衰して行くので、図表6が示すように、どこかで努力の苦痛が長期的健康の現在価値より低くなる。その時点では、もはやあなたには外的モチベーションは不要になる。あなたは、モチベーションのジレンマから解放された。

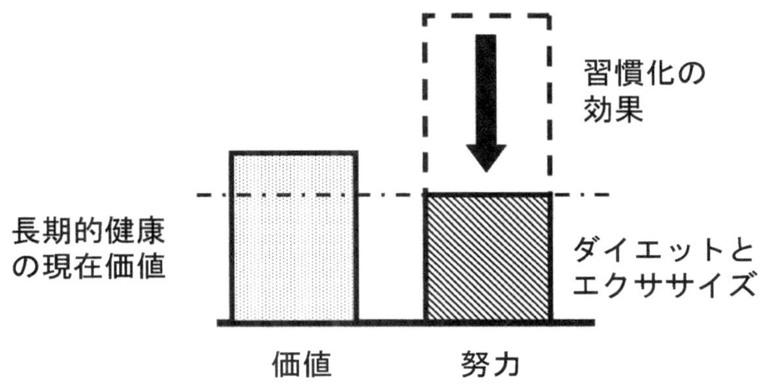

図表6:経時的習慣化効果向上が外的モチベーションを不要化

　　そして、これが私の理論の核である。私は、健康的な食事摂取と身体のエクササイズをやり続けることがどれだけ大変なことなのかを説明して来たが、この説明で終える。簡単なこと。あなたがダイエットを成功させるためにやるべきことは、外的モチベーションを加えれば良い。では、なぜ失敗するのかから、どうすれば成功するのかの議論へと移ろう。

＊＊＊

　　2012 年 7 月、やっとこのモチベーションのメカニズムが解かったので、私は以下の手紙を妻と娘達に送り、正式文書化した。

　　娘達よ、

お父さんには君たちの助けが必要だ。私はダイエットしたいし、長い間挑戦して来たが、減量出来なかった。過去 6 ヶ月間私の体重を減らすことを助けてくれる筈の管理栄養士にに指導して頂いた。ダイエット治療を始めた時に 218 ポンド（約 98.9 kg）だったが、今は 236 ポンド（約 107 kg）も、18 ポンド（約 8.1 kg）も増えてしまい、本当に食べることが好きで、エクササイズも好きじゃないんだ。

主治医からは、お父さんが体重を減らさないとならないと言われた。彼は、お父さんに生命の危険があるとかは全く言っていないが、似たような状況にあるのではないかと思う。

それなのに、なぜダイエット出来ないのか？お父さんにはモチベーションが必要なのだ。今は何もモチベーションがない。実際、数年前に本当に買いたいものがあり、自分で 18 ポンド（223 ポンドから 205 ポンドまで：約 8.1 kg）痩せるまでそれを買わないと自分で決めたことがある。その結果、18 ポンド（約 8.1 kg）丁度痩せた。そしてそのご褒美を買った。そしてその後また太りリバウンドした。

だから、私は何が自分のモチベーションになり得るのか、そして多分最も自分のモチベーションになるのはラジコン飛行機の趣味の分野だろうと認識した。そして、そのモチベーションはある減量のゴールに到達した時にだけ与えられるだけでなく、その減量した体重を維持することにも関係していなければならない。最後に、お父さんがこのルールを破らないと誰かに約束しない限り、自分だけで設定しただけなら、モチベーションとしては有効に機能させることが出来ない。ここを君達に協力して欲しい。いつもいつも食べる量を減らしたり、もっと運動をしろということを思い出させてくれる必要はない。私に必要なのは、お父さんがそのコミットメント（約束）を君達にしたことを知っていてくれることと、もし約束が果たせなかった場合には、私に失望して欲しい。私は、君達に対して、「だれがそんなこと気にするものか！

Yoram Solomon

約束を果たせなかっただけじゃないか！」とは簡単に言えない。
なぜなら君達への約束は絶対に守りたいからだ。

そこで、これが私の約束と進め方のルールだ。管理栄養士のオ
フィスで私の体重が 236 ポンド（約 107 kg）だった時に、実は家
で測定すると実は 228 ポンド（約 103.4 kg）だった（多分 8 ポン
ド分、約 3.6 kgの衣類を身に付けていたからだと思う）。私の目
標は:

1. 2012 年 7 月、体重を 228 ポンド以下に保つ

2. 2012 年 8 月 1 日以降、体重を 222 ポンド（約 100.7 kg）
以下に保つ

3. 2012 年 9 月 1 日以降、体重を 216 ポンド（約 98 kg）以
下に保つ

4. 2012 年 9 月 1 日以降、体重を 210 ポンド（約 95.3 kg）
以下に保つ 210 lb.

5. 2012 年 9 月 1 日以降、体重を 205 ポンド（約 93 kg）
以下に保つ

6. 2012 年 9 月 1 日以降、体重を 200 ポンド（約 90.7 kg）
以下に保つ

この計画は、今後 6 ヶ月間に 28 ポンド（約 12.7 kg）減量するこ
とを目指している。これは達成可能だし、無理な計画ではない。

進め方:もしも私の体重がその期間の許容体重を超えていた場
合には、許容体重まで下げることが出来ない限り、私はラジコン
飛行機を飛ばしに行くことが出来ないし、ラジコン飛行機に関
するものを一切買うことが出来ないし、機体の製作も出来ない。

もしその期間の許容体重範囲を超えているのに、このルールを破って、ラジコン飛行機を買ったり、飛ばしたい、作ったりしたら、私は君達との約束を破ったことになる。それは私だけの問題ではない。

今、このことは記しておく：もし私の体重がその期間の許容範囲以下に維持出来なかったら、飛ばすことも買うことも製作することも出来ない間、観に行くことは出来る。なぜかって？飛んでいるラジコン飛行機を見物に行くことは更なる強いモチベーションを誘発するからだ。私がラジコン飛行機を買うことも飛ばすことも製作することも出来ない時に、ラジコン飛行機が飛んでいるのを見に行っている姿を想像して欲しい。惨めな状況だ。だからより大きなモチベーションで何とかダイエットを計画通りに成功させたいというモチベーションを強めることが出来るのだよ。

お父さんとの契約に乗ってくれるか？

父/ローマより

　私はこの手紙をここにそのまま編集せずに掲載しているので、ちょっと自分で説明を加えないと拙い気がする。なぜこの手紙に父と記したかは自明だが、なぜローマとサインしたのかは良く解らないだろう。このことは妻と私だけの間にそっとしておきたいのだが、もし妻と一緒に外出して見掛けた時に、妻が私のことをローマと呼んでいるのを聞いたら、それはまだ私を愛しているということだとだけ述べておこう。

　私がこの方法を説明したので、あなたに私の娘への電子メールを含めた計画の以下の要素をメモして欲しい。：

- 私は 28 ポンド（約 12.7 kg）減量する必要があった。私は 6 ヶ月に期間を延ばして計画を立てた（例え私は 1

　　　　　　　　　　　　　　　　　　　　Yoram Solomon

ヶ月で達成出来る自信があったにもかかわらず）。私は
自分自身に最後の5ポンド（約 2.2 kg）を減量するのに
2ヶ月を設定した。それは最も容易な期間だったが、こ
の目標体重を維持する準備をするために無理のない計
画とした。

- 私は毎日の減量を自分の趣味に結びつけた、なぜなら
  趣味では毎日活動があったからだ（買ったり、製作した
  り、飛ばしたり）。毎日、もし目標を未達すると、私は趣
  味に直結した褒美を貰えなくなった。このルールは私に
  毎日体重を計ることを強制した。もし、目標未達だと、私
  はご褒美としての趣味の活動が出来なかったが、しかし
  減量を追いついて翌日は目標を達成することが出来た。
- このステップは月毎になっていて、思い出しやすく設計
  した。私は正確に（1/10 ポンド単位で）どの目標体重だ
  ったかを毎日チェックする必要がなかった。ただ月間で
  の許容体重だけ思い出せば良かった。
- 私は約束を娘達とした。そして彼女達と契約を結んだ。
  彼女達が私の監視役だった。もし私が自分としか契約
  を結んでいなかったら、私は追い込まれて、約束を破っ
  て、ダイエットに失敗していた可能性が極めて高かった
  だろう。

ダイエットに連動した褒美を伴う外的モチベーションを長期的
健康の NVP（正味現在価値）に加えることで、 新しい健康生
活習慣を創りだすのに十分助けとなる

4.

目標設定と生活習慣の変革

　NBC の「最大の減量者（The Biggest Loser）」という番組を観るたびに（実はそれほど頻繁に観ているわけではないのだが）、1週間で 10 ポンド（約 4.5 kg）減量したという人が登場する。もちろん、体重が増える週もあっただろうし、しかし一般的には結構な減量をしていた。私の意見では、彼らが取り入れていたダイエットの推進方法（食物摂取量とたくさんの運動の関係）は、あまりにも極端過ぎて、維持・継続出来ないものだったと思う。私が恐れるのは、もし私が 32ポンド（約 14.5 kg）の減量を 1 ヶ月で実現したかったら、出来ただろう。しかし、その後で、私の減量努力の規模を下げてしまうのではないかということだ。正確にどのくらいリバウンドしてしまうかは定かではないが、いずれにしてもそのままでは継続出来ないやり方なので、それとは全く別に、新たな生活習慣を開発しなければならないだろう。

***

　毎日仕事をすることは、非常に複雑な作業だ。あなたはどこに車を駐車したかを思い出さなければならないし、車の鍵を持って行かなければならないし、車へ歩いて行き、ドアの鍵を開けて、車のシートに乗り込み（英国や日本やオーストラリア、もしくは旧英国植民地でない限りは左側、それらの国で左側から乗り込んだら驚かれる）、シートベルトを締めて、イグニションキーを置いて（もしくは旧式の車の場合は鍵を穴に差し込み）、パーキングブレーキが掛かっていることを確認し、ギアが「P」の位置にポジションされていることを確認し（マニュアル車の場合にはニュートラルギアの位置にあることを確認する)、そしてイグニションボタンを押して(旧式の場合にはキーを回して)エンジンを起動する。エンジンが稼働している音を確認したら、イグニションボタンを放し出発準備が完了する。何が言いたいかお解りになったと思う。車の運転は非常に複雑なプロセスがある作業だ。実際に、もし毎回車を運転する時に、全てのステップでつぎどうするか考えなければならないなら、車を自分で運転することは諦めて、バスに乗るだろう。

バスに乗ることも考えてみよう。家を出る前にバスの時刻表で何時に次のバスが来るのかを知る必要がある。バスに乗るのに丁度の小銭を用意しなければならない(最近は IC カードで良いが)、自宅からバス停までの距離を計算し、バスのスケジュールを比べて、バスが到着する 2 分前までにバス停に到着するように自宅を出る。そして、左側を見て(少なくとも先程述べた英国や日本や旧英国植民地でない限り)、バスを待つ。バスが到着したら、ドアが開くのを待ち、ステップを上り IC カードか小銭で料金を払ってから乗車し着席する。まあ、これは車を運転するよりも単純かもしれない。

あなたは、車を運転したりバスに乗る時、こんな複雑なことをいちいち考えてやっているか？そんなわけがない。しかし、あなたは何の間違いもなく、毎日繰り返し繰り返し同じことをやり続けている。どんな小さなミスも、あなたにダメージを与えるのだが、あなたは決して間違えない。きっとあなたは車を運転して仕事へ向かった詳細なステップを述べてくれと言われても、答えられないのではないだろうか。なぜならあなたの脳は、そんな細かいステップをいちいち意識して考えて実行してはいないからだ。それはまるで、飛行機における「オートパイロット」みたいなものだ。我々は怠け者だ。我々の頭脳も。脳は、常にどのように手が抜けるかを探している [22]。このショートカットを習慣と呼ぶ。最初に車を運転した時には、それは習

---

[22] Duhigg, Charles, The Power of Habit: Why we do what we do in life and business

慣には程遠かった筈だ。あなたは全ての細かいアクションを考えなければならなかったが、しばらくすると、考えることを止めてしまう。それは自動的に起きる。そして習慣となる。あなたが新しいオフィスに移動した時、最初はどの経路を通って行くか考えなければならない。車をどう運転するかはほとんど考えない。たった一つの違いは、昔の道と新しい道というだけだ。しかし数ヶ月も経つと、これも習慣になる。

　　　このコンセプトは、マネジメントのグルの 1 人と考えられていたピーター・ドラッカーのマネジメントの世界でも、1 章を使って書いている（1996 年に発刊された「効果的なエグゼクティブ」という本の中の「効果的な意思決定」という章）。いつ意思決定すれば良いのか、いつルール化すれば良いのかについて書いているが、ドラッカーによると、もし経営環境や競争環境は常に変化するもので、その時には毎回毎回異なった意思決定をしなければならない。しかし、一方、経営環境や競争環境に大きな変化が無い時期が長く続くなら、ショートカットが必要で、毎回神経をすり減らしながら意思決定をする必要などなく、ルールを創り、そのルールに従って意思決定をすることが必要になる。まさに習慣に似ている。

***

　　　習慣には幾つかの長所がある。最初は、繰り返し起きることに対して有効に機能する。あなたが習慣により、物事を毎回全く同じやり方で、繰り返し繰り返しすることが出来る。想像してみて欲しい。繰り返しやることは非常に短期間に飽きてしまう。そしてもしそれを毎回良く考えながら実施しなければならなかったら、我々には出来ないだろう。我々はそれを簡単に放棄してしまうだろう。そしてそれが我々にとって非常に重要な習慣なのである。

　　　私がテキサス・インストルーメントに勤め始めた頃、私はシリコンバレーの中心地、カリフォルニア州サニーベールに住んでいた。しかし、私のオフィスはサンフランシスコより更に北側のサンタ・ロサ、ワイン・カントリーにあった。片道 99.9 マイル（約 160 km）を毎日通勤した。私のことを誤解しないで欲しい。別に長い通勤距離に文句を言っている訳ではない。その通勤はこれまでの人生で最も景色が美しい通勤経路だった。私は高速ルート 280 号をマウンテンからベイエリアの間北上し、サンフランシスコ市街は 19 番アベニューを通り、そしてゴールデンゲートブリッジを渡り（実際、ゴールデンゲートブリッジは丁度自宅とオフィスの中間点だった。カッコいいでしょ？）。そして、高速 101 号線を走り、芸術家の街、セバストポールを過ぎて、残りの工程をワインカントリーへと向かった。毎朝 1 時間 40 分掛けてオフィスへ行き、帰りはゴールデンゲートブリッジに到着するまでに渋滞するので、夜は 2 時間掛けて帰宅した。

　ここで、私が毎日車でオフィスに行くまでの道や細かいことをいちいち考えながら通勤していた訳ではなく、自宅からオフィスまでの通勤を1つの塊として考えていたと想像して欲しい。私の脳は、100％の能力を、ただ私を安全にオフィスへと運ぶことにだけ使っていたと想像して欲しい。もしオフィスに着いた時に、疲労困憊していたら、私はたぶん毎朝・毎夕そんな遠距離を通勤出来なかったと思う、そしてテキサス・インストルーメント社を辞めていたか、家族に頼んでサンタ・ロサへ引っ越して貰っただろう、しかしそのどちらも必要がなかった。その代わり、この通勤を 1 年 5 ヶ月間続けた（毎日ではなく、週一回は在宅勤務をしていたし、出張も多かったがこれはサンノゼ国際空港までだったので、通常の通勤時間よりかなり近かった）。私は、この長距離通勤を楽しんだ。そして、この習慣が私の脳のほんの一部だけしか使わなかったので、残りの 95％は他のことに使えた。私はデジタルボイスレコーダーを買い、この 100 分から 120 分の運転時間に私の考えを録音した。私は沿道の景色も楽しんだ。

***

　80/20 のルールを使い、私は 20％の脳を私の習慣をサポートすることに使い（もし、活動の 80％がこれらの活動で占有されて

　　　　　　　　　　　　　　　　　　　　Yoram Solomon

いたとしても）、残りの 80％の脳は、習慣ではない、特別で、異質で、創造的で、ユニークなことに使っていた（例えそれらが活動の 20％だったとしても）。80％の自動的なアクティビティを扱っているその部分の脳は、バーサル・ガングリア（「大脳基底核」）[23]と呼ばれているが、小型のオタマジャクシ型のゴルフボールサイズの器官で、脳幹と体重を保つ任務を担っている視床下部の近くにある。我々はこの章の後半で視床下部について再度触れる。

　　ダイエットとエクササイズは少しも楽しくはない。もしこの話題が常に考えなければならない脳の 80％を占有してしまったら、私がサンタ・ロサへの車通勤を辞めていたであろうように、我々はダイエットやエクササイズを全て辞めてしまうだろう。我々のゴール（そして私のこの章での特別なゴール）は、あなたのダイエット（そして私のダイエットを）、習慣に変えることだ。それを 80％から 20％（バーサル・ガングリア：「大脳基底核」）に移して、少しもそのことを考えなくても良いようにしよう。

＊＊＊

　　しかし、私は習慣やそれを創り出してしまうプロセスの理論について、素晴らしい著書『The Poser of Habits(習慣の力)』を書いたチャールズ・デューヒッグ [24]抜きに語ることは出来ない。習慣を創り出して、それを維持するプロセスは、デュヒッグによると、3段階のサイクル、「Cue（合図）」、「Routine（ルーチン）」、「Reward（報酬）」、で説明している。彼は 4 つ目の要素（つめのステップではない）を加えている：報酬の欲求は、合図を欲するものであるということを加えた。私はこのダイアグラムを少しだけ変更して、4つのステップで構成されるプロセスとして現した。

---

23 The neural network of the basal ganglia as revealed by the study of synaptic connections of identified neurons: A. David Smith and J. Paul Bolam: http://www.mrc.ox.ac.uk/sites/default/files/pdfs/smith1990tins.pdf
24 Duhigg, Charles, The Power of Habit: Why we do what we do in life and business

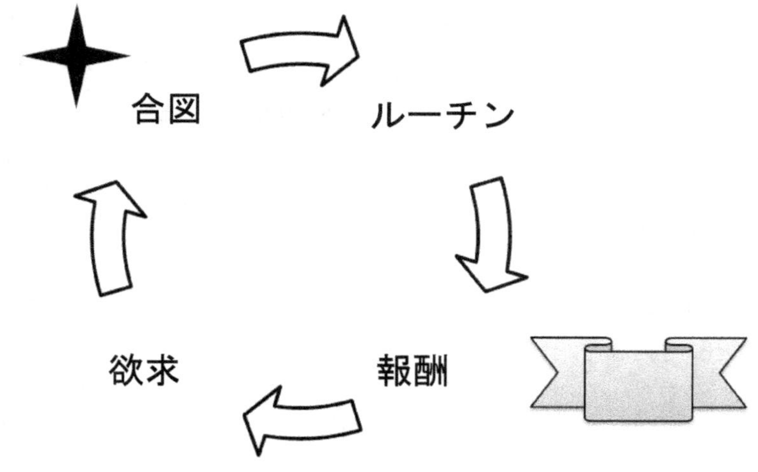

図表7：習慣のループの4つのステップ

　最初は「合図」から始まる。「合図」は規則的であり、予測可能である。それが習慣のルーチンを呼び出し、ルーチンが終わると、報酬を用意する。報酬が欲求を創り出し、それが合図を感じて、次のプロセスをまた起動する。なぜなら、規則性があり予測可能であるために、脳は報酬の後に次の合図が来ることを予測しているのである。

　実際、デューヒッグはこの方法を「年間を通して守り続ける新年の決意をデザインする方法」にもこの習慣化のサイクルを適用している。特にダイエット成功を目指しているあなたにとっては、エクササイズを日常習慣化する決意をすることにぴったり当てはまる[25]。

＊＊＊

　維持性のあるダイエットの鍵が新たな生活習慣を創り上げることであることが痛いほど明らかになった。そして、私は 6 ヶ月間

---

[25] http://charlesduhigg.com/got-a-new-years-resolution-heres-how-to-make-it-stick/

に 32 ポンド（約 14.5 kg）減量すると決めたが、減量のスピードは遅かった。1ヶ月間で約5ポンド（約 2.3 kg）のペースで減量すれば良かった。そのペースなら維持し易く、長期間の努力をした後で習慣化することが出来る。私は 7 月にこのチャレンジを始めた時にはだいたい 232 ポンド（約 105.2 kg）あった、そして 1 月 1 日には 200 ポンド（約 90.7 kg）以下にすることを計画したが、6 ヶ月間にだいたい 30 ポンド（約 13.6 kg）を減量することは達成可能だった。

しかしながら、これはワン・ステップ・アクション（1回のみのアクション）では実現出来ない。つまり、もし 12 月 31 日にまだ 232 ポンド（約 105.2 kg）だったら、翌朝までに 32 ポンド（約 14.5 kg）一気に減量して 200 ポンド（約 90.7 kg）以下へ一夜の内に目標達成することは不可能だった。徐々に段階的に達成しながら進まなければならないのだ。同時に、もし 7 月の 232 ポンド（約 105.2 kg）から翌年 1 月の 200 ポンド（約 90.7 kg）の目標を直線的に引くと、毎日体重の推移を記録しなければならず、その毎日の目標値を記憶しているのは非常に困難だ。毎週の目標値を設定したとしてもなかなか辿るのが難しい、なぜならどの週にいるのかを知っていなければならないし、実際には目標値を忘れがちになる（例えば 2014 年 4 月 10 日が第 15 週目だとは解らない）。最近はスマホのアプリなどで、この日々の目標値管理を助けてくれるものが多くあるので活用することも一考である。しかし、月ならば、すぐに思い出す。だから、月にたった 5 ポンド（約 2.3 kg）なので、進捗状況を把握し易かった。そこで私は以下のようなゴールを設定したのだ。

7 月に、私は 228 ポンド（約 103.4 kg）以下を目指す。

8 月に、222 ポンド（約 100.6 kg）以下を目指す。

9 月に、216 ポンド（約 97.9 kg）を目指す。

10 月に、210 ポンド（約 95.3 kg）を目指す。

11 月に 205 ポンド（約 92.9 kg）を目指す（ここでは月 6 ポンドではなく月 5 ポンドに減速している）。

最終的に 1 月に、そしてそれ以降も 200 ポンド（約 90.7 kg）以下を維持する（最後の 2 ヶ月間は毎月 5 ポンドにペースを落として、ソフトランディングを狙う）。

あなたは、最後に向かって欲求が薄まっていくことが解かったと思う。最後の 2 ヶ月は毎月 6 ポンド（約 2.7 kg）の減量ペースから毎月 5 ポンド（約 2.3 kg）の減量ペースへ落としていて、1 月以降の体重については維持するだけの、つまり体重を増加させることもなくさらに減量させることもなく維持出来る生活習慣を創出しようとしている。

このやり方は思い出し易い。どの時点においても、自分で超えてはいけない許容体重を知っていた。更に、私は月の終わりに近付くと、今月の許容体重限界ではなく来月の許容体重限界に近づかなければならないことを意識した。なぜならその月の最終日に 5 ポンド（約 2.3 kg）もしくは 6 ポンド（約 2.7 kg）を一気に減量することは不可能だと解かっていたからだ。私は一日で大幅な減量をすることが嫌だった、なぜなら、繰り返しになるが、それでは新しいダイエット生活習慣を創ることが出来ないと知っていたからだ。

もちろん私はエクセルのスプレッドシートを使い、自分の目標値と進捗を記録していた。私は、階段状の公式な「体重許容限界範囲」を描き、月末が近付いた時に今月の「体重許容限界目標」と次の月の「体重許容限界目標」との間を結んだ直線により、次の月の目標への乖離を知ることが出来た。またその月の「体重許容限界」の線よりも 2 ポンド（約 0.9 kg）下にも線を引いて、ルールとして設定した今月の「体重許容限界」に近くないことを確認した。私にとって極めて大切なラジコン飛行機の趣味が出来る特権を失いたくなかったからだ。

Yoram Solomon

　　毎朝体重を測定した。それは非常に重要な測定だった。私はその計測値をスプレッドシートに入力した。そして計画ラインと比較した。私は条件付き書式を使い、計画線よりも超えるリスク（体重増加）をチェックするために、色を変えた。あなたが同じことをする必要はない。該当月そして翌月の「体重許容限界」を知っている（憶えている）だけで十分だった。そして、中旬を過ぎると、あなたは今月の目標体重よりも次の月の目標体重に近付く必要があるが、それは些細なことだ。

　　もっと簡単で、奇妙でない方法は、毎日の目標ラインが入った約 6 ヶ月の計画がある計画表を印刷することだ。それぞれのラインには、日付、許容限界体重値、日毎の直線的体重目標値（今月の目標値と来月の目標値を結んだ線）、そして3つの空欄の列である朝の体重、帰宅後の体重、就寝前の体重を毎日書き込む欄がある。

日付	公式 限界値	目標値 （目安）	朝体重	夕体重	夜体重	本人コ メント
4/1	185	185.0				
4/2	185	184.8				
4/3	185	184.6				
●●●	●●●	●●●	●●●	●●●	●●●	●●●
4/30	185	179.2				
5/1	179	179.0				

　この計画表では、4 月の月間体重限界目標値が 185 ポンド（約 83.9 kg）であることを示している。もし 5 月の体重限界目標が 6 ポンド（約 2.7 kg）下がり 179 ポンド（約 81.2 kg）で、185 ポンドが「公式」な 4 月の体重許容限界目標値なので、私は毎日 2 ポンド（約 0.9 kg）ずつ体重を減らし、4 月 2 日には 184.8 ポンド（約 83.8 kg）になっていなければならない。この列は、もし私が 2 番目の列にある「今月の体重許容限界目標値」だけチェックし守って行こうとしていたら気がつかないリスクを教えて、翌月の初日（もしくは最初の数日）に体重許容限界目標値を超えないように私を助けてくれる。次の3つの列は空欄だが、朝、夕方、就寝前に計った体重を記入する欄だ。最後に、一番右の列にその日のダイエットに関するコメントを書き記す欄を作っておくと役に立つ。もし特別なイベントが起きたとしたら、自分の身体や代謝の状況を知る助けになります。

＊＊＊

　この本では、我々にとってダイエットが難しい理由が、長期的な健康の内的な現在価値よりも、ダイエット成功に必要な努力の苦痛の方が大きいから、そして我々は怠け者だから、という説明から始めた。これらの怠惰さを上手く利用してみよう。我々の脳は、習慣を創ることによって、もし何度も何度も同じことの繰り返しで外部環境が何も変わらないのなら、そのルーチン（繰り返し作業）に従わせるように機能する。ダイエットを生活習慣にする方法は、それを習慣的な環境に置くことである。殆どの人間にとって（少なくとも私にとっては）最良の環境とは、朝のルーチンだ。毎日違う可能性がある夕方のルーチンに比べると、朝のルーチンは遥かに規則的で、週全般に渡り切り捨てられ難い。私の朝のルーチンをご紹介する。

06:00　　妻の目覚ましが止められ、私はベッドに留まりテレビを観る。

06:30　　私の目覚ましを止め、私はベッドから起きる。

06:40　私は、YouTube や他のビデオを観ながら朝のトレッ
　　　　ドミルの上での運動を始める

07:00　NBC 放送の The TODAY ショーが始まり、私はヘッ
　　　　ドラインを見てから、iPad でビデオを観続ける

07:15　私は朝の運動を終える

07:15　朝の体重測定の後シャワー

07:30　シャワーを終え、何か軽い朝食を摂る

07:40　シーラを学校へ送り、オフィスへ向かう

　勿論、これ以上に細かく説明出来る。私は、トレッドミルで走り始める最初の 1 分は1％の傾斜で、時速 4 マイル（約 6.4km）速さで走る。私は6％の傾斜と時速 4.5 マイル（約 7.2km）の速度になるまで、1 分毎に傾斜を1％ずつ上げ、スピードを時速 0.1 マイルずつ速くする。その後、私は 2 マイル（約 3.2km）走るまでこの設定で走り続ける。そして、時速 4 マイル（約 6.4km）と3％の傾斜まで落とし、30 分間走ったところで、さらに時速 3 マイル（約 4.8km）と1％の傾斜までスローダウンする。さらに 1 分間走った後で終了。

　私は、この朝のルーチンが変わり映えなく、ワクワクするような話でもないことは解っている。きっと、トレーナー達があなたのところに来て、「もっとスパイスを効かせましょう」「あなたのルーチンを変えて、もっと面白いものにしましょう」と言うかもしれない。しかし、私の目的は、全く逆である。あなたのルーチンを生活習慣にするので、そのためには、我々の怠け者の脳が毎朝この方法でエクササイズをすることで、ショートカットが創れると意思決定するまで全て同じことを繰り返しやり続けなければならない。このように、我々の脳の外側の層から内側にある習慣をコントロールしている「大脳基底核」へと伝達していかなければならない。もし、あなたがバラエティに富んだエクササイズを選択したら、ひょっとしたらあなたのエクササイズが

生活習慣化することを（無意識に）効果的に阻止しているかもしれない。これは私が夕方の運動が不規則で毎日出来ない理由である：毎晩違うメニューになり、夕方のルーチンにはトレーナー達から積極的にアクションを加えて行くことが求められます（こうなるともうルーチンとはほど遠くなる）。だからと言って夜運動をしない訳ではないが、めったにやらない。

＊＊＊

この「習慣の力」理論は食べることにも適用出来る。私は、なぜ幾つかのダイエット法がたった 1 種類だけの食べ物しか食べないように勧めるのか、他の食材を悉く排除するのか（例えば、アトキンス・ダイエット法は肉類を食べることを許すが、ポテトやパン、パスタなどの炭水化物の基になる食品を完全に排除する）がようやく理解出来た。背景にある理由の一部は、もしあるタイプの食品を完全に排除し、あなたがその食品を食べたいと思わなくなるまで行くと、もうその食品を食べたいという欲求が湧かなくなり、あなたに特定の食材を避ける習慣を身に付けさせられるのだ。あなたの脳があなたにその（特定食品を食べないという）ショートカットを創ってくれるのだ。私のアプローチは少し違う。私は単純に食べる量を減らす、しかし、特定の食品、食材に制限を掛けることはしない。多分、これは私自身の食生活改善方法にすぎないかもしれない。

＊＊＊

しかしながら、朝が 1 日の中で最もルーチン的な時間帯だとして、その時間帯にエクササイズすることにも欠点はある。週末のスケジュールは典型的に違う。娘達は学校に行かないし、私もオフィスに行かない。目覚まし時計も 6 時半には鳴らないし（そして妻の目覚まし時計も 6 時にはならない）。だから週末の朝は運動しない。その結果、平均的に週末のうち 1 日、それも朝以外に運動をしている。

　　　　　　　　　　　　　　　　　　　Yoram Solomon

　学校が休みの時にも同じことが言える。妻や娘が学校休暇期間中に朝遅くまで寝ている時、私は仕事に行かなければならないし、目覚まし時計も 6 時半になるが、私はエクササイズが出来ない。トレッドミルは音が煩いので、妻や娘達を起こしてしまうので、単純に出来ないのだ。可哀そうに。そのために、私は子供が学校の長期休暇の時にはあまり運動が出来ない。

　どちらの場合も、例え普通に学校で授業がある日の朝や勤務日の朝とは違っていても、私はどこかで運動をする時間を探すことを強いられる。しかし、ダイエットが生活習慣に変わると、必ずやるというプレッシャーを感じる。

　私は、妻と娘達が夏に3－4週間イスラエルへ行っている時に、この状況に直面する。この間、朝私は誰も起こさないで済むのでこれは良い。私は既に iPad をトレッドミルに取り付けている。イスラエルはテキサスより 8 時間進んでいるので、私はトレッドミル上で走っている間に Skype で家族と話す。私は彼らの今日と昨晩の出来事を全て聞いて、話終わる時がまさに私がトレッドミルを終了する時間になっている。

＊＊＊

　リーダーシップ・プラノの私のクラスで、クラスプロジェクトを選択することになったが、ほぼ満場一致でプラノ市で最初の TEDx イベント、TEDxPlano[26]、を開始することにした。もし TED Talks をご存知ない方がいたら、非常に重要なものを見逃しているので、是非観て欲しい。TED は「価値のあるアイデア」を、18 分以内で視聴出来るビデオの形式で「世界に広める」ことを目指している非営利機関だ。世界のベストスピーカーやプレゼンターが自分の「TED Talk」を www.ted.com のウェブ上に掲載している。私自身いつも TED Talks を観ている。1,600 件以上のビデオが掲載され、最も人気の

---

[26] www.tedxplano.org

高いビデオは数千万回の視聴を記録 [27] している。TED Talks はインスピレーションを得る情報源の中で最も有効なものだと思う。そして、私がエクササイズをする時にも利用していた。

　　そのために、TEDxPlano をクラスプロジェクトに選ぶことにあたり、私が非常に強力な賛同者だということは、驚くことではなかった。あなたがローカルに TEDx のイベントを開催する時には、最低イベントの 25% のスピーチは、既存の録音された TED talks のビデオでなければならないというものだった。我々がやらねばならない作業の一つは、ビデオを選定することだった。その中で、非常に興味深い（少なくとも私にとっては）サンドラ・アモット女史 [28] によるスピーチに出会った、それは「なぜダイエットは通常失敗するのか？」[29] だった。最初は、このスピーチの内容は、私が書いていることと矛盾しているように思ったが。しかし、もっと高いレベルで考えると、全く矛盾していないことがわかった。

　　彼女は、「あなたの脳は、あなたが意識的に考えていることとは全く関係なく、どの位の体重であるべきかを独自に見出している」と信じている。彼女はそれを「セットポイント」と呼び、そして 10 ポンド（約 4.5 kg）から 15 ポンド（約 6.8 kg）の範囲で増やすか減らすかを選べるが、その範囲外に留まるのは相当難しいという論点だ。アモット女史は、このサーモスタットのような作用が、脳幹の近く、基底神経節の隣にある脳の一部である視床下部に起因すると考えている。彼女によれば、たとえ意図的に体重を変更しても（どちらの方向にも）、図表 8 に示すように、あなたの脳は強い信号（飢えや満腹感）を送ってあなたのセットポイントの範囲に戻そうとする。

---

[27] At the writing of this book, the top TED video is Ken Robinson's "How Schools Kill Creativity", with more than 27 million views
[28] http://www.sandraaamodt.com/
[29]
http://www.ted.com/talks/sandra_aamodt_why_dieting_doesn_t_usually _work

　　　　　　　　　　　　　　　　　　　　　Yoram Solomon

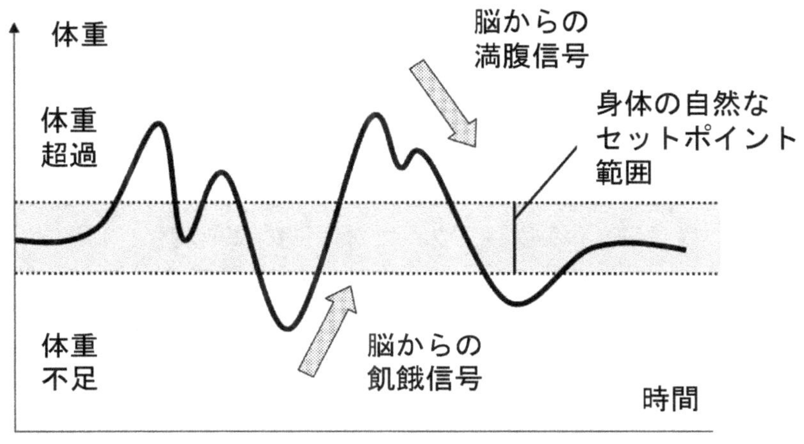

図表8：人間の身体のセットポイント

　私は成功するダイエットのケースをここに書こうとしているが、サンドラ・アモット女史の論点に現時点では合意する。しかし、合意出来ない部分もある。彼女は、「成功するダイエットは、あなたのセットポイントを下げない。もしあなたが 7 年間減量を保ったとしても、あなたの脳はまた元の体重に戻そうとしている。」と主張する。しかしながら、彼女は、長い飢饉を通じて、人々のセットポイントが下がるのは正当な反応であることに同意する。　彼女は食べる習慣をコントロールするために飢えを基準に、食欲をコントロールする「直感的に食べる人」と、食事を制御するのに意志を使い食欲をコントロールする「制御して食べる人」に分けた。アモット女史によれば、これらの「制御して食べる人」は、広告や、超大食い、食べ放題のビュッフェなどの誘い文句に弱いと指摘する。

　答えは、彼女の以前のスピーチにあった。飢餓が広がっている世界から食料が豊富な世界に至るまで、食糧の入手可能性の変化に伴い、「セットポイント」機能は時間の経過（何世紀にも渡り）とともに増加して来た。彼女は実際に、セットポイントが時間と共に変わることを認めていた。

　これは、興味深い概念、電気工学の分野の話を私に思い出させてくれた。この概念は、電気工学におけるローパスフィルター（信号周波数フィルター）の概念だ。ローパスフィルターは、高速の信号の変化を無視し、低周波数のみを通過させる電気回路部品の1つである。同様のことは機械工学分野でのバネの動きにもみられる。バネを引っ張ると、長くなるが、手を離すと、たちまち同じサイズに戻る。バネを押し付けると、潰れて小さくなるが、手を離した途端、元のサイズに戻る。しかし、もしあなたが継続的に何度も何度も伸ばし続けると、バネが解放されて戻っても、長さが伸びていることに気づくだろう。少しだけかもしれないが、明らかに長く伸びている。まるでバネが長期間にわたる繰り返しの引っ張りに屈服したかのようだ。

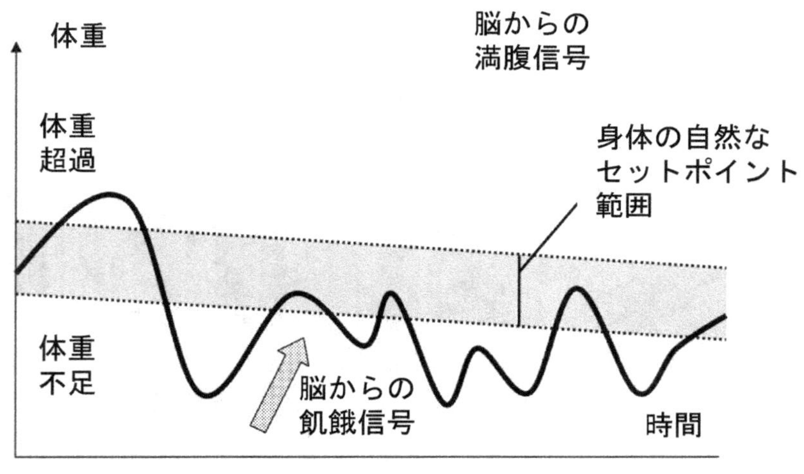

図表9：セットポイントは長期の繰り返し努力によって変化

　我々の視床下部は、我々を自然のセットポイントに戻そうとする。もし、我々がセットポイント範囲の最下端よりもさらに減量したら、我々の脳はそのセットポイントの範囲に戻すように指令を出すだろう。もし、我々が食べ過ぎてセットポイント範囲の最上端よりも超えたら、我々の脳はそのセットポイントの範囲へ戻すように指令を出す

　　　　　　　　　　　　　　　　　　　　　　　Yoram Solomon

だろう。しかし、もし我々がダイエットをしながら長期間に渡り体重を落とし続けたとしたら、図表9に示したように、そのセットポイントが変化し、視床下部が我々をガイドして、新たなセットポイントに移行させてくれるかもしれない。我々が、日常生活になるような新しい食事やエクササイズのルーチン習慣を創り出すように、我々の脳も新しい体重に順応し、それを維持し、そこに戻すようにガイドしてくれるだろう。これも短期的な急激なダイエットではなく、時間をかけてゆっくりとダイエットする方が良いもう一つの理由である。我々の脳を新しい現実に慣れさせよう。

＊＊＊

　　しかし、習慣はまた、本当はどれだけダイエットやエクササイズが難しいかということに対し驚くほどポジティブな効果をもたらせてくれる。運転（どんな他の努力も同じだが）すればするほど、運転が簡単になりストレスを感じなくなるように、ダイエットやエクササイズが習慣になると、そのために必要な努力からの苦痛も感じなくなっていく。本当に簡単になる。あなたはそのことについていつも考える必要がなくなる。しかし、まずはその行動を生活習慣にしなければならない。

全ての減量を1ヶ月で実現しようとするな、
なぜならあなたはその体重を維持出来ないから。
長期間にわたり、よりゆっくり時間をかけて減量したら、健康な
生活習慣を創出でき、あなたの身体に慣性と
戦う力を与え、減量した体重を永久に
維持し続けられるだろう。

5.

体重を測ること変化を知ることが重要

　　私は最近 2 台の車をリースした。車をリースするとき、年間走行距離の上限を選ぶ必要がある。走行距離の上限値選択はリース終了後、車を返却する際の車の残存価格（デーラーがリース車を引き取る価格）および、結果として月々の支払額を決めるのに必要となる。仮に高い上限値を選べば月間支払額は増える。低い上限値を選べば月間支払額は減る。しかし車を返却する際、実際の走行距離が申告距離を越えた場合はペナルティを払わなければならない。そのため乗り始めの最初の 3 年間あるいはその先の予想走行距離を綿密に計算する必要がある。リース期間に対し走行距離を高く見積れば、余分な支払いが発生する。走行距離を低く見積れば、今度はペナルティが発生する。私が 2010 年式の車をリースした時は、年間走行距離の上限を 12,000 マイル（19,200 km）と設定した。これはかなり控えめの数字である。しかし実際には 3 年のリース使用後、年間平均走行距離は 10,000 マイル（16,000 km）より少なかったことに気付いた。私はペナルティを払う必要はなかったが、月々の支払い額は明らかに高過ぎた。その額はかなり高いわけではないがそれでも余分な出費となった。そこで 2013 年式の車をリースした時は、賢く振る舞ったつもりだった。年間あたりの走行距離上限を 10,000 マイル（16,000 km）に設定した。そして事態は悪化した。車を手にいれてまだ 3 ヶ月に満たないうちに自分自身が州教育委員会委員選挙の真っ只中にいることに気付いた。すべての街を車で回り、かつてないほどの距離を稼いでしまった。選挙終了後、相当な距離を走ったと感じたが正確にはどれくらいなのかは知らなかった。数えるのは別段難しくないが、数える理由を思いつかなかった。2014 年 4 月、まさにこの本を書き始めたとき、走行距離積算計の針は 18,000 マイル（4,800 km）を越えていた。たぶん 15,000 マイル（24,000 km）くらいだろうという予想を遥かに裏切ってしまった。このまま行けば間違いなく自分は上限距離（3 年で 30,000 マイル:48,000 km）を越えるだろうと想像できた。私はリース契約を調べ、上限を越えた距離 1 マイルにつき 20 セントを支払わなければならないことに気づいた。仮にリース途中で 3,000 マイル（＝18,000 マイル−15,000 マイル、4,800 km:）越えだと、完了までには 6,000 マイル（9,600 km）を越えていたはずである。1,200 ドル（＝20 セント×6,000 マイル:約 12.7 万円）払ったからといってこの世が終わるわけではないが私はその金額を払いたくなかった。そこで支払いをダイエットすることにした。完了までの距離 30,000 マイル（48,000 km）から逆算して週あたりの可能走行距離を計算した。つまり向こう 18 ヶ月で 12,000 マイル（19,200 km）が残っていた。実際、週の上限を 145 マイル以下（232 km以下）とすれば目標達成可能である。この事実を知って私は毎月曜日の朝、走行距離積算計の針をゼロに戻し、一週間でどれくらい走ったか記録することにした。毎朝、妻と私の一日の計画距離を比較し、より距離が短い方が私の車を運転した。第1週の運転ダイエット距離は 131 マイル（209.6 km）だった。この数字は私の週単位の計画距離をほんの少し減らした。しかし、続く週では走行距離は 61、67、78、そして 98 マイル（156.8 km）だった。結果、各週の数字は週単位の上限に余裕を生み出した。5週目に入る前までには、私に許される週の上限は 152.6 マイル（244.2 km）に達していた。この本が出版された時、週の上限は 167 マイル（267.2 km）になっていた。そしてもし最初の 18 週間この値を維持出来ていたら、25,000 マイル（40,000 km）以下で車を返すことが出来ていただろう。

　　この話が意味するものはなんだろう？もし週単位の測定を開始していなかったら 30,000 マイル（48,000 km）の上限を守ることはできなかったかもしれない。あなたはいつ成功したかを知らなければ成功することはできない。そして実際に測ることでその事を知る。

***

　多くの人達が私に毎日体重を測るべきではないと言ってきた。それは、結果的に体重を落とすことが出来たとしても、一時的な体重増にがっかりさせられ継続する気持ちを失わせることにつながる。「一週間に 1 回、体重を測れ、それで十分」、私はこの言葉を繰り返し聞かされた。私はこの話には納得出来なかった。私は一日 3 回体重を測る。いずれにしてもなぜ自分自身の体重を毎日 3 回も測り変化を知ることが重要で、なぜこの本で述べている成功するダイエットプログラムにとってそれがどれだけ重要なのかを説明させてほしい。これは私見だが、結局、測れないものは改善出来ない。1980 年代、バランスト・スコアカード（BSC）[30]の登場でマネージメント革新が起きた。それは財務その他に関し適切なパラメータを測ることで企業パフォーマンスを向上することにフォーカスしていた。測りたいものが結果指標（先行指標に対して）だとしよう。結果指標は結果がでるまでに、つまり施策の効果が実際に出て来て指標の数値が改善するまでにはしばらく時間を要する指標である。たとえば企業が研究開発に投資する場合、その投資に対する財務的結果が出るまでには時間が掛かり、投資した研究開発費を消化した何年後になってようやくその成果が出始める。したがって、あなたが研究開発投資効率を測りたくても、それは完全に結果が出てからしか計れない。

　では、ダイエット、減量についてはどうだろうか？さて、我々はラッキーなことにダイエットの効果を毎日知ることが出来る。実は、あなたが食べ過ぎればその日の内に体重増加になって現れる。もしあなたがエクササイズをしなかったら、やはり体重は減っていかない。もしあなたが毎日計画通りに実行すれば、その結果を毎日見ることが出来る。しかし何よりも、あなたは私とは違った身体と代謝能

---

[30] Kaplan, R. S., & Norton, D. P. (1996). The balanced scorecard: Translating strategy into action.

力を持っている。したがって、私に効果的だったダイエット法があな
たにとっても効果的かどうかはわからないし、私にはあまり効果がな
かったやり方が、あなたには非常に有効かもしれない。だから、あな
たに有効な方法かそうでないかを見極める能力は、どれだけ頻繁
に体重変化を測定出来るかに掛かっている。それに対し、週一回
の体重測定もしくはそれより少ない体重測定は結果指標であり、既
に過去に実施した活動の結果を教えてはくれるが、何が効いて何
が効かなかったかをタイムリーに知り補正を掛けるチャンスを阻んで
しまう。

　　　しかし体重を毎日測る理由は他にもある。仮に翌日、目標
体重より 2 ポンド（約 907g）オーバーしたとして食事制限や運動に
よって一両日内にすばやく値を修正できる。しかしもし一ヶ月に 1
回しか体重を測らなかったとして、5 ポンド（約 2.27 kg）もしくは 10
ポンド（約 5.5 kg）オーバーしていることが解かったら、ひょっとしたら、
もう挽回不可能とがっかりしてダイエットレースから完全に脱落する
かもしれない。

　　　前章で述べたように、私は一日 3 回体重を測る、朝 1 回、
仕事から帰ってきて 1 回、寝る前に 1 回。各測定はそれぞれ目的
が違う。通常、朝は最も体重が少ないので、この値が一日の目標体
重が達成できたか判定する正式数値となる。いずれにしてもズルも
あり得る。あなたは私がそんなことを言い出すとは予想もしなかった
と思う。私が使っている体重計は体重を右足側にかけると 0.7 ポン
ド（約 318g）低めに出ることに気付いた。デジタル体重計とはいえ、
精度はそこまで正確ではない。左足に重心をかけると同じことは起
きない。つまり最良の値を得るには右足に重心をかけることだとわか
った。そして、私はズルをした。しかしそれは大して重要ではない。
なぜなら 一度はズル出来るがその後は全く同じである。つまり、翌
日の体重目標値に対し、前日同様に右足に体重を掛けて計れば
毎日の減量目標値は同じで、左足に体重を掛ければズルした分だ
け目盛りは 0.7 ポンド（約 318g）高くなるだけなのだから。

　　　　　　　　　　　　　　　　　　　　　　　Yoram Solomon

　私は一日中フルに働く。時に忙しく、また別の日はもっと忙しい。私は食べる。ときどきビジネスランチがあり少々食べ過ぎる。会議とは無関係にもっと食べたくなる時もある。家に帰り体重を測り、その日の自分の状態を知る。もし体重が超過していても、何か対策するのに数時間は残っている。

　時に夕食のために昼食を抜くことがある。イベントが夕食付きだと分かると、そして食欲を抑制する自信がないか、食事に手をつけないことで他の出席者の方々に悪い思いをさせたくないと思う時は、昼食をスキップするか、あるいは少量にとどめ、そのカロリー分を夕食に回すこともある。ディナーに出席した後で自宅に戻り体重を測定すると、どんな食事が影響したかがわかり、摂取可能な食事が何かがわかる。そして就寝前に体重を再び測る。特に就寝前に体重を測ることはその日に行ったすべてのこと、食事やエクササイズなどすべての活動を結果と結び付けて説明してくれる。就寝前なので、それ以上出来ることは何もなく、しかも翌朝には体重がどうなっているかを正確に教えてくれる。何故なら一日の終りにどれだけ体重が減ったか分かるから。たいてい就寝中に 1.8 ポンド（816g）から 2 ポンド（約 907g）程度減っている。したがって、夜 204.2 ポンド（約 92.6 kg）とすると翌朝の体重は 202.2 ポンド（約 91.7 kg）から 202.4 ポンド（約 91.8 kg）の間になっているはずである。いずれにしても朝、体重を測るのは私にとって大事であり、それは朝が新しい日の始まりだからだ。毎日がどの様に始まるか想像も計算もしたくない。しかし私は正確にスタート時点の体重を知りたい、たとえ右足に体重を載せズルをしたとしても。

＊＊＊

　デジタル体重計を買おう。20 ドル（約 2,180 円）から 40 ドル（約 4,360 円）程度のもので十分である。メモリ、その他特別な機能が無くとも秤は正確である。目盛りは 10 分の 1 刻みであること。日に 5 ポンド（約 2.26 kg）も体重が減ることはない。しかし明日の朝は今朝より 0.3 ポンド（約 136g）減るかもしれない。0.3 ポンド（約 136g）

は大した値ではないが、このペースで 1 年経てば 100 ポンド（約 45.3 kg）減ることになる。これはかなりの量である。実際に減量した分よりはるかに多い。ただし、計画した分より多めに減量しようとは思っていなかった。バネ式のアナログ体重計は 10 分の 1 ポンド単位で体重が変化するのを知るには十分な精度を持っていない。この点は重要である。しかも何度も使用を繰り返すと、機械式故の摩擦によって測定値がずれ、それが時には 1 ポンド（約 453g）にもなることがある。とにかくデジタル体重計を手に入れよう。

　私は体重を測るときは何も身に着けない。了解、了解、ちょっと情報が多過ぎたね。しかしたとえ私の解放主義（素っ裸での体重測定）が嫌いでも、あなたは毎回同じ服あるいは下着をつけて体重を測るよう気をつけよう。ただし「同じ」の意味は同じタイプ（同じ重さ）であり、まったく同じである必要はない。服の重さを知ったらきっと驚くに違いない。そして 10 分の 1 ポンド単位で体重を測るにはリンゴと別のリンゴの重さの違いが分かる必要がある。私が持っている靴の一つは別の靴より 1.2 ポンド（約 544g）重い。ジーンズはズボンより重く、他も似た感じ。さあ、自分に問うてみて欲しい。今日は体重が増えているのは重い服を着たせいか。そうならば、いつも同じ服を着て測れ。あるいは何も着ないこと。一貫性が大切だ。

　最後に。一日の中でいつ測るにしても、体重の変化を記録せよと言いたい。私は一日 3 回測っているが、それをあなたに勧める気はない、大事なのは測定の記録を取り、自分が一体どこにいるのかを知ることだけだ。

***

　すべてのダイエット本は「正しい方法を実行せよ」にフォーカスしている。それぞれの本は正しい食事法、間違った食事法、正しい運動法、間違った運動法をあなたに教えてくれる。そこにはある人に良いものはすべての人に良いという大前提の考え方がある。この本が薦める「まめに体重を測れ」の考え方の背景には、「正しい

　　　　　　　　　　　　　　　　　　　　　　　　Yoram Solomon

方法を実行せよ」ではなく「正しい結果をあなたにもたらすであろう正しい方法を見つけ出し実行せよ」という意図がある。前提のいくつか紹介する。

　　　最初の前提は、我々はみなそれぞれ違っているということである。私の代謝能力はあなたの代謝能力とは異なる。私に効果があるものがあなたに効くとはかぎらない、しかもあなたに効果があるものが私に効果がある保証はない。それは代謝の違いかもしれないし、単に活動スケジュールや好みの違いかもしれないが、それが私にあるいはあなたに（ダイエットに関し）あることを実現困難にしているだけかもしれない。

　　　2 番目の前提は、あなたは何が効いて何が効かないか見つけ出すのに十分な賢さを持っているということだ。つまり、一日 3 回の体重測定することは、あなたが正しい方法を見つけ出すことを助ける長い道標になるだろう。週 1 回あるいは月 1 回 しか体重を測定しないと、どの食事が効いて、どの食事が効かない、そして、どの運動が効果的だったかを知る機会をほぼ失う。しかし一日 3 回実行すれば、ただちに何が効いて何が効かなかったかを即座に知ることができる。食べ合わせ、食事と運動の組み合わせ、あるいは一日における活動と時間帯の関係についても気がつく。あなたがこれらの事柄を理解するために、メモを取る、あるいは何らかのアプリを使うべきとは私は思わない。あなたは非常に短時間にそのことを理解するだろう。

　　　3 番目そして最後の前提は（是非注目して欲しい前提なのだが）、ひとたび何が効いて何が効かないか分かったら、効いたものはさらに効いた方法を増やし継続し、効かなかったものはできるだけ減らし止めて行く。当たり前のことを言っているだけだが。

　　　私が妻にこの部分を読み聞かせたところ、妻は素晴らしいポイントを指摘してくれた。『あなたが言っていることはまるで「結果が手段を正当化」するように聞こえるけど、正しくないわ。摂取カロリー減らすために、食事制限して、代わりに体に悪いもの、たとえばチョコレートをほんの少し食べるのは、カロリー同じであっても健康的な食事を取るのとは違うわ。』。ここで私の論点を再度整理させていただきたい。あなたは健康的な選択肢を選ぶべきだ。この本の目的は健康的な選択肢が何であるかを伝えるものではない。冒頭でもお話ししたようにあなたは十分に賢いので、体に良いものと悪いものを区□できるだけの知識を持っている、仮に持っていないとしてもどこに行けばそうした知識が手に入るか知っている。私の論点を単純である。結果へ向かってあなたは努力をすべきだという点だけだ。

　　すでにはっきりしたように、あなたの体は私の体とは異なる、あなたの代謝能力と私の代謝能力は違う、私にとって効果あるものが必ずしもあなたに効果あるとはかぎらない。頻繁に体重を測ることがなぜ重要か、その理由の一つがここにある。つまり体重を測ることで自分の体が分かる。朝起きたとき、体重が 200 ポンド（約 90.7 kg）だとして、ランニングマシンで 350 キロカロリー消費すると通常 0.3 ポンド（約 136g）から 0.4 ポンド（約 181g）体重が減る。ちょうどいいタイミングなので話しておくと、私は毎朝、運動の前と後に体重を測っている。朝、2 回の測定は大変ではない。その際、同じものを身に着けて測る。若干の体重減(0.3 から 0.4 ポンド、そしてさらに運動したときはそれ以上）であっても意味がある。それが喜びとなり、ダイエットが習慣化するためのミニ報酬となるからである。習慣化には即効性がある。夕方仕事から帰ってきたとき、普通の昼食をとり、普通に仕事をしたと仮定して、私の体重はおおよそ 202 ポンド（約 91.6 kg）と 205 ポンド（約 93.0 kg）の間になっている。仮に夕食を抜くと、寝る前にまでには 2 ポンド（約 907g）体重が減っている。さらに就寝中には代謝が効いて 2 ポンド（約 907g）減る。あなたは自分自身のリズム（サイクル）を知る必要がある。時間が経つにつれ、あなたはこのサイクルを理解し、私のように、体重計に乗る前から 0.2 から 0.3 ポンド刻みで重さを予想できるようになる。夕方早めの体重測定は残りの時間に何をすればいいか教えてくれる。もし体重が 202 ポン

　　　　　　　　　　　　　　　　　　　　　　　　Yoram Solomon

ド（約 91.6 kg）だったらそこそこの夕食をとる。しかし、体重が 205
ポンド（約 93.0 kg）だったら、何も食べず、ランニングマシンに別の
運動プログラムを加える。204 ポンド（約 92.5 kg）だったら、軽食に
するか、何も食べない、あるいは軽い夕食をとって運動を加える。そ
うすることで翌朝起きた時は、200 ポンド（約 90.7 kg）を維持してい
る。

　　　この話は非常に重要でダイエットを成功させる鍵となる。そ
のため私は何度も同じ話をする必要がある。減量の成功は、特定の
ダイエット法、正しい方法（食べ物やエクササイズ法）に注目し選択
することで達成されるのではなく、正しい結果（体重減少）をもたらす
効果的な方法を見つけそれに注目することで達成されるものである。
だから、それを見つけるためにも、あなたは一日 3 回、体重を測る
べきである。

***

　　　私が行った調査がこの理論をどう位置づけているか見てみ
よう。実施にあたり 2 つの質問を考えてみた。最初の質問は「調査
参加者の体重測定頻度が減量程度に関し、どんな効果があるか 」
だった。222 名の調査参加者のうち、63 名は少なくとも一日に1回
（高頻度）は測っていた。残り 159 名は週に1回、月に1回、あるい
はもっと少なかった。高頻度の参加者のうち、49%は 10 ポンド（約
4.5 kg）かそれ以下の減量に成功し、51%は 20 ポンド（約 9.0 kg）か
それ以上（例外的に 100 ポンド＝45.4 kg以上という人もいた）の減
量に成功していた。しかしながら低頻度の 159 名のうち、60%は 10
ポンド（約 4.5 kg）以下の減量、40%は 20 ポンド（約 9.0 kg）以上の
減量だった。これから次のことが言える。

　　　*もし一日に1回以上体重を測るとすると毎日 1 回すら体重
　　　を測定しない人を含む低頻度測定者の場合と比べ 11%の
　　　人が大きく体重を落とすことができている。*

　私が考えた 2 番目の質問は「調査参加者の体重測定頻度が減量後の体重維持期間に関し、どんな効果があるか　」だった。まず調査開始 3 ヶ月以上前に少なくとも 10 ポンド（約 4.5 kg）以上の減量した人を選んだ。この条件で 117 名が残った。測定頻度が少ない人のうち 49%が減量を維持し、51%は逆に体重が増えた（全てではないが、減量前より増えた人もいた）一方、一日 1 回以上測った人のうち、71%はほぼ体重を維持し、わずか 29%のみが体重を戻した。これはさらに強力な証拠になる。

もし一日に 1 回以上体重を測るとすると低頻度の場合と比べ、22%の高い確率で減量後の体重を維持できる。

一日に３回体重を測れ。そうすることで一時的な体重増に速やかに対応でき、しかも体と代謝について分かり、しかもあなたにとって何が有効であり、有効でないかが分かる。単に「正しいこと」をするのではなく、
「正しい結果」をもたらすことをせよ。

6.

アメとムチ

　健康、外見、寿命といった内的モチベーションは、それが遠い将来の話であるが故に、一度割り引かれるもはや効果的ではなくなるし、その NPV（正味現在価値）の計算結果である小さいモチベーションは、厳しいダイエットやエクササイズの努力をするのには、強いモチベーションとして十分ではない。

　もし強いモチベーションがないとすると、あなたはいつでも運動をせず、ちょっとたくさん食べ過ぎたことを正当化してしまう。あなたは以下のような言い訳を口にしたことはないだろうか？

　1. 私は筋肉に痛みがあるから今日は運動を控えておく。

　2. 今日はちょっと疲れ過ぎたな。

　3. 今日だけはこれを食べるけど、明日からはダイエットする。

　それほど強いモチベーションが無いので、減量に関する努力などをサボるのに躊躇しない。

　そこで我々は、外見、健康、寿命といったダイエットがもたらす直接的な恩恵とは無関係な外的モチベーションに頼らなければならない。しかし、それはむしろダイエットとは全く関係がなかったとしても、非常に重要と思われる何か他のものである。

　しかしながら、外的モチベーションが有効であるためには、私がダイエットの目標を達成した時に発生するご褒美でなければならない。そしてそれが「鍵」である。このダイエットとご褒美の関係は、ダイエットと健康といったような自然な因果関係ではないが、強い関係でなければならない。私は、ダイエットの目標を達成した時のみご褒美を貰える。このご褒美は、デューヒグが述べた習慣のサイクルを創り出すために必要なことの目標を達成した時にのみ、与えられなければならない。外部モチベーションは、それゆえに以下のようでなければならない:

1. それはあなたにとって非常に重要なものやことでなければならない。人生を楽しくするものでなければならない。例えば、私の場合はラジコン飛行機の趣味である。私はラジコン飛行機が大好きだし、私は長期間に渡ってずっとラジコン飛行機にエネルギーと時間をこれまでに注ぎ込んで来た。もしあなたが努力してダイエット目標に達しないとラジコンの趣味をやってはダメだとあなたに言われたとしたら、私はダイエットに励むだろう。それは本当に自分にとってはラジコンが重要なことだからだ。この趣味に向かえる価値は、ダイエットするための苦しみよりも大きい。明らかに、この趣味が出来ることから得られる直近のありがたみは、減量することで中長期的に健康であることから得られる恩恵の正味現在価値よりも大きいのである、モチベーションなど必要がないくらいに私にとっては重要なことである。モチベーションには、あなたが購入したての新車を運転することなどもなり得る（もちろん、あなたがその罰として古い車に乗って用を足すことが出来る時に限るが）。もう一度言うが、あなたが自分にとってこの基準を満たすような外的モチベーションとなるものを見つける必要がある。私に有効だったこと試すのはやめて、自分自身で何か他のものを探して欲しい。

2. 日々の目標を達成できなかった結果として出来なくなるものが、あなたや他の人を傷つけるものであってはならない。あなたや他の人達がそれ無しで生きられるものでなければならない。私はラジコンの趣味無しで生きられる。私がラジコン飛行機の趣味が出来なくても誰も傷付かない。確かに、私は自宅で（また

                                         Yoram Solomon

は職場で) 悲嘆に暮れているかもしれないし、そのために周囲を不愉快にさせるかもしれないが、そのことで私は私自身も他の誰も傷付けることはない。もし私が目標未達だった日に働きに行けなくなったとしよう、それにより私は仕事が出来ないので会社に損害を与え、また会社から給料が貰えないために、給料を当てにしている家族にも損失を与える。もし私が目標を達成しない日は、毎週金曜日のジュニア・アチーブメント・クラス (実践社会教育クラス) で教えないと決めたとすると、レナー中学校の子供たちが被害を受ける。それは、私が (そして残りの全世界が)、ちょっと嬉しくはないだろうが、無くても生きて行けるもの、そんなようなものでなければならない。しかし、それは依然として十分に重要で強力なモチベーションとなることが必要である。

3. それはあなたが毎日重要に思っているものでなければならず、たまにしか気にならないものではだめである。これはあなたが毎日体重を計ることに連動している。ちょうど自分の体重が目標体重に回復可能な位置まで離れてていないことを確認するために毎日体重を計る必要があるようなもので、必ず毎日エクササイズするためのモチベーションとなるものでなければならない。もしも例えば私が週末にだけしかやらないこと (例えば湖でヨットを走らすこと) を選んだとすると、私の日々のダイエットの経過を見失うだろうし、週末に自分がヨットに乗れるかどうか分かるだけである。私は、ラジコン飛行機に関する活動を、それが部品や工具や材料を買ったり、あるいは新しい機体を買ったり、何かを組み立てたり、ラジコン飛行機を飛ばしたり、毎日必ず何かの活動をやっている。もし何も出来ずに過ごす日があったら、本当に寂しく感じる。もちろん私が何か他のことで非常に忙しかったりして全く趣味のことを出来なかったとしても、私はラジコン飛行機に関して何かしらのことを毎日やっている。

4. それはすでに十分な努力と時間、そしてお金を投資して来て
   いるものでなければならない。言い換えると、あなたは既にそ
   れを続けることに対しはっきりとした興味がある。たとえば私が
   真新しい高級車あるいはスポーツカーを持っているとする（詳
   細は次章で）、その一方、私は古いオンボロ車（まだ走る）を持
   っているとする。その状況だと、私は目標を達成した日だけ（自
   分へのご褒美として）その新車の運転を自分に許すことが出来
   る。私は、おんぼろ車を運転せず、高級車もしくはスポーツカ
   ー（或いは高級スポーツカー）の購入を取り消すと約束出来る。
   私はすでにラジコン趣味に多くの時間、努力、お金をかけてき
   た。私には、減量の失敗を受け入れ、そのためにラジコン飛行
   機の製作も出来ないし、飛ばしにも行けないことなど、到底許
   容出来ない。例え、私がそれを禁止されたとしても誰も傷つか
   ない。

5. 良くない日（目標が達成出来ず、そのために外的モチベーショ
   ンのご褒美が貰えない日）があっても、あなたにとってのモチベ
   ーションの重要性が増したことを痛感すれば良い。そんな日に
   は、私はインターネット上のラジコン飛行機に関係するフォーラ
   ム参加してホビー仲間と語り合うことは許されている。また私は、
   減量目標が達成出来なかった日ですら、ラジコン飛行機の飛
   行クラブの飛行場に行き、他の人が飛ばしているのを眺めてい
   る。このような行動は、私にその外的モチベーションの重要性
   を痛感させてくれる。私は他の人が飛ばしているのを観て、彼
   らが製作して飛ばした話を聞いていたが、今日は目標未達だ
   ったから何も出来なかったのだと、愚かな自分を罵った。明日
   は絶対に目標達成しようと誓った。

　　因果関係が明確で（長期的健康や強制されて自分自身にした
約束にも関係なく）、あなたにとって非常に重要なことであれば、あ

                                    Yoram Solomon

なたはなぜ今日は目標が達成出来なかったかについて言い訳をすることは一切ない。また、あなたがそのことに疲れてしまうこともない。あなたがそのデザートを食べると限界体重を超えてしまうと知ったら、あなたは決して食べない。なぜなら、あなたはあなた自身の目標を達成するために必要なことをやるだけだからだ。

***

　　　外的モチベーションは、私たちが食事量を減らしもっとエクササイズをする努力を乗り越えるために、非常に重要である。デューヒグの習慣化サイクルに必要なリワード（報酬）の役割を果たす。特にエクササイズの場合に、エクササイズ直後に体重を計測すると別のリワードになる。あなたがエクササイズをやったすぐ後で体重を計ると、自分の体重が下がったことが解かる（それが例え 270g 以下だったとしても）。それは継続的に体重を落としていくという目標からすれば小さいかもしれないが習慣化サイクルを完成させるには直近の報酬の役割を果たしてくれる。これは殆どの場合に直ぐに実現する報酬であり、デューヒグの合図〜ルーチン〜リワード（報酬）の習慣化サイクルの次のサイクルを起動するのに非常に効果的な役割を果たす。

***

　　　しかし、これまでに我々が議論して来たのは何が十分に強いモチベーションになりえるかであり、それが外的モチベーションであっても、強制的な構図がないものである。食事制限したり、もっとエクササイズをしたりという努力と趣味ができるという報酬の関係を壊れないものに出来るのだろうか？言い換えると、私が体重目標を達成しない日は趣味のラジコン飛行機をやってはダメだと誰が言ったのか？次の章を読んで頂きたい。

ダイエットをやり切るモチベーションは
長期的健康からは来ない。それは完全に
外的、日常的、且つあなたにとって
非常に重要なものでなければならない。

7.

誰か他の人に「鍵」を渡せ

　内的モチベーション（長期的健康維持）の正味現在価値が不十分で、我々が必要とする外的モチベーションはそのままでは減量努力には結びつかないために、それ故この弱い外的モチ—ベーションとの繋がりがあなた自身により容易に破られてしまうという事実に起因する問題から始める。

　前章で、あなたは外的モチベーションが何であり、目標に達しないことに対する日々の結果に対して、どう自分を罰するすべきかを理解した。しかし何があなたを正直に保ち続け、何がこの繋がりを壊れないものに出来るのだろう？繰り返しになるが、これ問題はあなたにとっては違う問題かもしれないし、私にとっても、他の誰にとってもそれぞれ異なる問題かもしれない。これはダイエットを強制する何かかもしれない。我々はよく手抜きをしがちである。私はある日わずか 0.3 ポンド（約 136g）、目標上限体重を超えた。しかし私は友人達と約束したので、どうしてもラジコン飛行機を一緒に飛ばしに行かなければならない。これはもはや自分だけの問題ではない。彼らの問題なのだ。或いは、「ものごとはバランスさせることが重要で、結局この罰ゲームも自分の健康のためにやっているのだ、そして今自分を健康にするのは、私がラジコン飛行機を飛ばしに行くことだ。」

　あなたはこの会話を自分自身に向けて話すことが出来る。神は、自分自身に対してこのような会話を何度もしていることを知っているのだ。そして完全に自分次第になったら、私はこのディベートを終えて、例え私の減量ゴールを未達だったとしても、自分がやりたいことをやるだろう。これは「目標達成出来ない坂」を転げ落ち始めるようなものである。では明日は何が起こるだろう？どこに「一線」が存在するのか？0.3 ポンド（約 136g）の範囲か？1 ポンド（約 4.54g）？2 ポンド（約 900g）？10 ポンド（約 1.36 kg）？あなたはこの先どうなるか分かるだろう。

　　この問題と戦う最も良い方法は、ズルをしないことだ。言うは易し行うは難し。しかし、私だけの責任ではない。なぜなら私はそれほど意志が強い人間ではないからだ。「客観的な強制力」（外的モチベーションと目的達成に必要な行動の不自然な連関）を実現する最適な方法は、他の誰かに鍵を預けることである。

＊＊＊

　　2002 年に MIT のダン・アリエリが行った研究 [31]では、エグゼクティブプログラムの学生 99 名を 2 つのグループに分け、1 番目のグループは講義期間中、3 本の論文を提出するよう指示された。2 番目のグループには提出期限を自分で選び、かつ提出する論文も自分で選ばせた。提出期限を過ぎるた場合にはペナルティが課せられ、期限を守ればボーナスが与えられた。結果として、自分で提出納期を決めた学生達は提出期限を本来より早目に設定した。そのうち 27%の学生だけが提出期限を最終講義日に設定した。これは明らかに有効な選択肢だ。しかし、実際には、彼等は最終日ではなく、必要より早めに提出することを選んだ。つまり、我々は自分に決める権利が委ねられた場合には、必要以上に厳しい制約を自らに課すのだ。更に、この研究結果では、自分で提出期限を設定した学生よりも、外部から強制的に提出期限を決められた学生の方が、

---

[31] Dan Ariely and Klaus Wertenbroch (2002), "Procrastination, Deadlines, and Performance: Self-control by Precommitment." Psychological Science, Vol. 13, No. 3: 219-224
(http://dl1.cuni.cz/pluginfile.php/95343/mod_resource/content/0/Ariely_2002_procrastination.pdf)

　　　　　　　　　　　　　　　　　　　　Yoram Solomon

成績（この場合にはグレード評価だが）が遥かに良かったのである。
2 番目の研究例は、校正が必要な論文（計画的に校正が必要な個
所を含んだ論文）に関して実施された。この場合も、一つのグルー
プは毎週提出期限を課せられ、もう一つのグループは、自分で自
由に納期を決め、それを守ることを自ら決めた。この場合も、提出期
限を守らないとペナルティーが課せられたが、同様に成績（この場
合には見つけた校正数だが）が評価された。そしてまたこの研究の
場合にも結果は同じで、外部から提出期限を設定されたグループ
の方が、自ら納期を決めたグループよりも遥かに（30％近くも）成績
が良く、また提出期限遅れも外部から納期が強制されたグループの
方が、遥かに（30％近くも）短かったのである。どうも、我々は自ら決
めた制約や納期や目標の達成度が、自ら設定する場合よりも、外
部から課せられた方が、結果が良いのである。つまり、我々は誰か
に「鍵」を渡すべきなのだ。

***

　ある日、私はマシューに会って一緒にコーヒーを飲んだ。マ
シューとは 12 年来の友人である。彼は以前、ポルシェを運転して
いた。彼に車のことを聞くと、もうポルシェは手放したと言う。

　「じゃあ、今はどの車を運転しているんだい？」

　「家内の古いホンダ・アキュラさ。」

　なるほど。ここで私も彼のスタートアップ企業への投資者の
一人であることを言っておく必要がある。それなので、彼の会社と投
資への不安が浮かんだ。

　「何故？ポルシェを手放したの？」

　「メルセデスの E-クラス特注版がドイツから到着するのを待
ってるのさ。」

　これを聞いてだいぶ安心した。彼は新しい車を注文できるほどに、自身の会社の業績見込み（つまり私の投資に対するリターン）に自信があったのだと解かったからだ。

　つぎに彼は私が随分と痩せた点を指摘した。私は確かに30 ポンド（約 13.6 kg）以上体重が落ちたことを認めた。しかしそれはその一年前のことで、そこから 1 年以上減量したこの状態を維持していた。

　「どうやったんだい？」当然の質問である。「私も同じように減量したい。」

　そこで、私は減量の背景にあるプロセスと短期／長期の外的モチベーションの理論について説明した。

　「どうすれば私にもその理論が適用出来るだろうか？」

　私は少し考えて質問した：「君は奥さんの古いホンダ・アキュラを長く使えるかい？」

　「もちろんさ、でもなんでそんな質問をするのだい？新しいメルセデスが届くまでの間だけで、届いたらアキュラを運転するのは嫌だよ。」

　「その通り！だから良いのだよ。もし君が毎月設定した許容体重をオーバーした日には、奥さんの古いホンダ・アキュラを使わなければならない。そして体重が予定した数字を下回る値だったら新しいメルセデスを運転できる。」

　「しかし、体重オーバーしていたとしても、自分を許してメルセデスを運転しないようになど、どうやって確実に実現出来るのだい？」

　「奥さんに、あるいはもっといいのはお子さんに（車の）鍵を預けるんだよ。奥さんは子供より君のズルを許しがちだからね 」。奥

Yoram Solomon

さんは減量がいかに大変かを知っている。(誤解を避けるために言うが、私はマシューの奥さんが減量したとか、減量する必要があるとか、あるいは今まで減量しようとしたことがあるなどとは言ってないし、ほのめかしてもいない。単に大人はいかに大変かよく分かっていると言ってるのでズルに寛容になるということだけである。そして彼女自身がズルをしているとも言ってない)。まあそれに近いだろうが…

　　これは外的モチベーションを見つけるためにあなたができることの一つの例である。外的モチベーションは日々の活動に基づいていることが重要で、ルールを破りそうになるのを防いでくれる門番の役割を果たし、外的モチベーションと結果に直結する行動の「不自然な連関」を壊れない強固なものにしてくれる。

　　私にとって機能したのものは、娘たちに、毎日あるいは毎月指定した体重許容値を越えたら(大好きな私の趣味の)ラジコン飛行機を買わない、作らない、あるいは飛ばさないという約束であった。娘達は私がラジコン飛行機の趣味の全てを物理的に妨害するようなことはしなかった。娘達は私がインターネットで何かを買ったりしないようロックをかけたり、ラジコン飛行機を作るための道具を隠したり、飛ばしに行かないよう車の鍵を隠したりは一切しなかった。 決してそんなことはしなかった。娘達は私の体重管理もせず毎日、目標値内であるかどうかを聞きもしなかった。それなので私がルールを破った時には、私は逃げることも出来たし彼女たちもそれに気付かないはずだ。しかし私は絶対にそうしなかった。私は娘達に嘘はつけないし、娘達に悪い見本は見せたくない。それに、娘達が私の体重が月間許容値内か尋ねたら、越えた場合に、越えていないとは言えなかった。私にとって「嘘も方便」は存在しなかった。極めて掛け値なしだった。 そしてもし体重をオーバーし、それでもルールを破りその日にラジコン飛行機を買ったり、製作したり、飛ばしたりしたら、ルールを破ったことを認めるだけでなく、娘達に悪い見本を見せることになる。私は娘達に対し絶対に悪い見本となりたくなかった。私自身を聖人君子や完璧な父親として描くつもりはないし、実際そうではないし、しかしまだまだ人格形成の途上にある娘達に対して自分が悪い見本になるのだけは絶対に許容できなかった。私は彼女達が私のことをロールモデルだと見て欲しかったし、ましてや約束を守らない人間だとは決して見られたくなかった。シーラは私に対し姉より厳しい。ある時その日の目標体重を若干オーバーし、それでも飛行機を飛ばしに行かなければならなかった。しかし、シーラは私を行かせてくれなかっただけでなく、理由すら聞かなかった。私は懸命にアピールしたけど、彼女は単に私のズルを認めなかった。彼女は彼女ができる最大限のことをやりとげ、しかも何のバイアスも偏見も、融通性もなく厳正に実行した。なぜこれが私の妻にはには出来ないのか。彼女の人格はすでに出来上がっており、自分が彼女にとって悪い見本となる心配が全くないからだ。私が犯すあらゆる失敗に対して妻が目を向ける心配がないからだ。

多分、妻に頼んでいたら（「鍵」を渡していたら）強制力は機能しなかったと思う。もし約束を守らなくても、あなたは「約束を破る悪い人」にはならないからだ。この強制メカニズムがあなたに有効に機能しないし、あなたにはもっと強力な何かが必要かもしれない。

あなたは自分がやりたいことを阻止出来る手段を誰かに実際に託すことを考えて欲しい。その誰かが、あなたが目標値範囲内にいる時だけ、許してくれる訳だ。もし、あなたが常に真実を話すかどうか（この流れを考えれば解かるが）定かでないならば、その誰かにあなたがルールを遵守することを確認して貰うべきだ。ここであなたは創造力を豊かにしなければならない。ダイエットは非常に難行だということを思い出して欲しい。あなたには非常に強力なモチベーションが必要だ。内的モチベーションは機能しないし、外的モチベーションは減量するための努力や行動との自然な因果関係はない。ズルをすることや手抜きは非常に魅力的なので、強制メカニズムは非常に強力で客観的でなければならない。簡単にあなたに手抜きをさせるようなものであってはならない。

　私は完璧な人間ではない。6 ヶ月間の減量チャレンジの中で、許容体重範囲を超えた「目標未達日」が 12 日あったので、私はそれらの日ではラジコン飛行機を買うことも製作することも飛ばすことも出来なかった。私には「鍵」持った誰かが必要ではなかった。しかし、この例外においても本当に、本当に必要なかっただろうか？例えば、テキサス州オーブリーのラジコンクラブが毎年 6 月に開催する「テキサス上空の旧式戦闘機祭り」は、テキサス州のあらゆる場所から、州外の多くのラジコン飛行機同好家も集まる一大イベントだ。このイベントは 3 日間開催され、2 日目がベストだ。もしその日に私の体重が許容体重範囲を超えたらどうなるだろう。もし私が同好仲間達とラジコン飛行機を飛ばすことになっていたとしたら、もし誰かに飛ばし方を教える約束をしていたら、それでも自分の「悪魔との取引き」のためにそれが出来ないなんて許されるのか？

　さて、この事態を回避する 2 つの方法がある。一つ目の強制的に守らせる最も簡単な方法は、目標達成を失敗しないことだ。もしこのイベントがあなたにとって極めて重要ならばなおさら、体重がその日の目標値を超えないように、二重三重に注意して達成することだ。多分、そのイベントの数日前までに、前日に食べ過ぎても目標体重範囲から外れないように、数ポンドの目標値までの余裕を創っておくことだ。

　もう一つの方法、私に機能した方法は「クーポン」の活用だ。そうクーポンである。私はシーラ（私の下の娘）に、「自由に刑務所から出られる」一日クーポン（勿論、私は自分自身にクーポンを用意することは出来るが、しかしシーラはそれを本当にやりたがったし、クーポンを創り、そのクーポンを実行するのは有効な手段だった。また彼女はそのクーポンに期限を設けた）を発行してもらった。私は年に 1 枚だけクーポンをもらった。ある日、もし全てのことが裏目に出て、減量の制限範囲を達成出来なくでも、そのクーポンを使うことで、私はラジコン飛行機を買ったり、製作したり、飛ばしたり出来た。しかし、私はそのクーポンを大切に貯めておいた。どんなことをしてもそのクーポンを使わないようにした。実際に、最初にクーポンを発行してくれた時、そのクーポンを絶対に使う必要がないように、結局は非常に努力した。そのクーポンの存在が、それ自体で更なるモチベーションになった。ルールが非常に明確であるかぎり、稀な例外的対応措置、良く定義された、限定的かつ限定的な例外を許可することが出来る。

***

　もう一つの「「鍵」を他人に預ける」小さな例は、アレックスが実行した方法だ。私とは違い、彼は十分に興味を引く家の中でやるような運動を見つけられなかった。彼は、毎朝屋外で自転車に乗った。彼は 60 分間乗り続けた。しかしながら、彼は 30 分間同じ方向へ自転車を走らせ、そして反転して戻って来た。行きの片道約 6 マイル（9.7 km）の自転車走行の結果、残りの 30 分を走行するかしないかの選択の余地を残さなかった（必ず帰路の片道分、走行して帰ってくる以外になかった）。

***

　「人に鍵を預ける」アプローチは、強制メカニズムである外部モチベーションを補完している。外的モチベーションは、強力な強制メカニズムが無いかぎり効果が期待出来ない。強制メカニズムの効果は、一つの質問への答えに依存している。その強制メカニズムを無効にすることで自分にどのような結果をもたらすのか？前章で既に議論したように、日々の目標を達成することで得られる報酬（あるいは失敗に対するペナルティ）と、目標を達成し報酬を得ることの関係が必ずしも自然な因果関係ではなく、切れてしまった時に起きる結果を明確に区□ することは重要である。私はここで後者について議論したい。つまり、私が目標を達成出来なかった事と罰則（もしくは褒賞無し）の連関が切れてしまった結果、私が経験したことについて。その外部モチベーションの効果は、幾つかのことに依存する（その他のことにも依存するだろうが）：

　　　　　　　　　　　　　　　　　　　　　　　Yoram Solomon

　　1.　外的モチベーションを報酬と結び付けることを管理
しているのは誰か？誰が私に対して許可する権限を有して
いるのか？私が恐れている人々はいる。私の司教、教師、
上司、或いはそれ以上の人々が、私が彼等との約束を破る
前に、私に二度三度考えさせてくれる。私はここに娘達を含
めたい。決して私が娘達を恐れている訳ではなく、私が彼
女達の悪い見本になりたくないからだ。これは私にとっては
とても強力だ。管理は実際に鍵を掛けるのと同じくらい単純
なものがいい。しかし、鍵無しには私は自分をコントロール
できない。私が非常に尊敬する人々も私に対して同じ効果
があった。私は、決してがっかりさせたくない人達が、私に
正しく賢明な選択をすることを促してくれる。

　　2.　どの程度、強制メカニズムを無効にすることが容易
なのだろうか？強制メカニズムは、たぶん技術的でもあり得
る。私が使っている体重計に、私が買った新車の鍵（新車
で無ければならないし、鍵もたった一つでなければならない
が）を入れるケースが付いているとする。もし私が寝る前に
鍵をそのケースに入れなければ、大きな警報がなるとしよう。
体重計は体重が許容範囲外だと鍵が開かないようにプログ
ラムされ、その日の体重が許容範囲内だと鍵が開く。更に、
この体重計にバイオセンターが付いていて、私のことを本人
だと検知し、他人を使ったりズルが出来ないようになってい
るとする。この場合、強制メカニズムを破る手立てはない。
私のコンピューターに私の PC のパスワードを変更する権
利を与え、私が目標を達成しない限り、私が PC を使用出
来ないようにすることが出来る。それは非常に明確で、そう
簡単に破ることが出来ないものであるべきだ。

3.　もし私が強制メカニズムを無効にすることが出来たとしたら
　　一体何が起きるだろうか。ダン・アリエリが MIT で行った実
　　験の場合、私は低い点数を貰っただろう。あるいは論文を

文法的に間違って翻訳して支払いを受取れないかもしれない。そのこと自体はそれほど大したことではない。しかし、私の娘たちに対して、非常に良くない見本になってしまうことは、重大で許容出来ない。ここでは、外的モチベーションと減量努力との連関に違反した場合の結末について話したが、モチベーションそのものの話ではない。

4. 私に正直であり続けるよう強制するメカニズムを管理する人は、どれだけ信頼できる存在なのか？つまり、私の娘（特にシーラ）は私の妻よりもより厳格である。私の妻は、大人がどれほど減量することが大変なことなのかを理解している。彼女は、私がどれだけ大変なことに挑戦しているかを理解しているが故に、私の娘よりも簡単に私が強制メカニズムを無効にするのを許してしまう可能性が高い。しかし、娘たちは減量などする必要性に駆られたことは一度もなく、私が何にチェレンジしているのか、どれ程苦しいのかも理解出来ない。だから彼女達がこの役割を果たすには最適なのだ。

***

ドンが車から降りて来た時、彼は別人のように見えた。それは私が何年も前から知っている同じサーブのコンバーチブルで、降りて来たのは100％同じドンに違いなかった。私は彼が近寄って来た時に、「残りの君をどこに置いて来たんだね？」と聞くことを止められなかった。ドンは過体重でもなく、体重オーバーだったことは一度も無かったが、その日のランチで出会った人物は、明らかに以前よりずっと痩せていた。ドンとは 10 年来の知り合いで、共に Association for Strategic Planning（戦略企画協会）支部のボードメンバーでもある。ドンは自ら経営する会社で優秀なヘッドハンターであった。我々は何年にもわたり連絡をとりあってきた。それが約 1 ヶ月前、彼は彼自身を元気にする方法について尋ねる謎めいた電子メールを送ってきた。私はかなり詳細な返事を返したが、ほとんど

　　　　　　　　　　　　　　　　　　　　Yoram Solomon

は私の趣味のラジコン飛行機についてであった。ラジコン飛行機の趣味は、私の心を心配事やストレスから解放してくれた。しかし、彼がなぜこのような質問をして来たのか悩んだ後で、一つの結論に達した。彼は本を書いているに違いない。だから私は彼の質問の最後への返事の最後に、近々ランチでも一緒に食べて、君のもうすぐ完成する本について語り合おうと書いた。彼とは 3 年近く会っておらず、長い借りがあった。しかし、彼が車から降りて来た時、我々が彼の本について話すことはないことに気づいた。我々は彼の減量について話すことになった。確かに、彼は(別のパートナーと)どのように自分を元気づけるかというアイデアについての本を書こうとしていた。しかし、ドンが今日どんな姿になったかを見たら、会話はすぐに自然と彼の減量についての話へと移って行った。最後に彼に合った時には、ドンの体重は、大体 230 ポンド（約 104.3 kg）だった。3 年前にはちょうど私みたいだった。彼は肥満ではなかったが体重のことをまるで気にしてはいなかった。しかしダイエットをしようという考えが、彼の頭に浮かび、ある朝彼が目を覚ますと突然何かが弾けた。彼はそのことを考え続け、実行へと移した。彼は自分の太った姿が嫌いだったし、またそのように感じる自分が嫌いだった。

　　その後、二年半が過ぎて、ドンは 70 ポンド（約 31.8 kg）減量し、160 ポンド（約 72.6 kg）になった。彼は 30%もの余分な体重を削ぎ落したのだ。面白いことに、彼は自分の食事の習慣はほとんど変更していなかった。ドンは、私との久々のランチで、何一つ特別なことはなかった。彼は何か特別な食材を避けるわけでもなかった。そして我々は美味しいランチを食べ、彼との再会を楽しみ、または食べ物の話題以上の会話を楽しんだ（食事がまずいわけではなかった。むしろその逆だった）、それは食べ過ぎないということに関する重要な話だった。私は数え切れないほどのイベントに参加し、多くの時間人々との会話を費やしてきた。しかし、私は時々食べるのも忘れていた。

　　トリックなど全くない。体重を減らすためには食べる量を減らさなければならないし、エクササイズももっとしなければならないし、さらに良いのは、どちらも実行することだ。ドンは食べる量を減らしてはいなかった、すごく減らしたことは無かった。しかし、彼はエクササイズを増やした。ドンはジムで運動することに決めた。ジムは会社への途中にあり、わざわざジムへ行くための労力はほとんど不要だった。彼は 1 週間で 2 セッションのエクササイズを計画した。月曜日の朝仕事を始める前に最初にやること、そして金曜日に 1 週間の仕事を終えた後に最後のやることである。これは運動をルーチン、つまり習慣にすることが出来た。しかし、彼はこのルーチンを確実に実施する必要があったので、ドンは個人トレーナーを雇った。彼は、現在 3 人目のトレーナーを雇ってルーチンを実行している。過去のトレーナーの 1 人はトレーニングセッションに時間通りに現れないことがあった。ドンは非常に几帳面なプロフェッショナルで、これを許容出来なかった。実際、我々は二人共ランチの約束時間の 2 分前には姿を現した。ドンが必ず時間通りに現れる人間であるのと同様、彼もトレーナーに同じように時間を守ることを要求した。結局、このエクササイズのルーチンは習慣になり、それは計画通りの時間に始まり、（習慣化サイクルの）合図へと繋がる。ここでは合図は時間そのものだ。トレーナーとの約束時間は、次のアポイントメントへと繋がる。それはキャンセルすることも出来るが、ドンのトレーナーとの約束では、キャンセルする場合には 3 週間前に通知しなければならない。出張などが入らない限りは、この約束時間がキャンセルさせることはまずない。3 週間以内のアポイントのキャンセルはドンのお金にも影響するが、お金など大した問題ではなく、ドンが非常に高いレベルの信用と誠実さを持っているがために、自分自身が 3 週間以内にキャンセルすることを許さず、結果としてそのトレーナーが他の客と同じ時間にアポイントを設定することになるのを否定する。ドンは、例えエクササイズをサボった時にもトレーナーには料金を支払わなければならないことを知っていても、どんなアポイントメントも簡単に逃すことはしない。ドンは決して自分からそんなことはしない。このように、彼はその「鍵」を第 3 者に渡しているのである。もしドンが、トレーナーを雇わず、自分だけでエクササイズをやると決めていたとしたら、彼は確実に実行出来なかっただろう。もし、彼がトレーナーのことを気にも留めておらず、全く(もしくは少ししか)通知せずにセッションをキャンセルするようだったら、彼はエクササイズの習慣化に成功しなかっただろう。また、彼がアポイントメントを週の中で決まった時間に取るようになっていなかったら、習慣は形成されなかったであろう。

　　　私はドンが一週間のうちでトレーナー無しの日を更に 2 回追加していてことを付け加えておこう。それは水曜日と土曜日だ。しかし、彼に約束を守らせているのは、月曜日と金曜日のセッションだった。ドンの 70 ポンド(約 31.8 kg)の減量は、純粋にエクササイズだけによるもので、決して食事療法ではなかった。彼に減量の目標値は何だったのか尋ねると、彼は 160 ポンド(約 72.6 kg)を目指したと答えたが、それは彼が達成した減量値と同じだった。私が更に彼がどのようなステップで減量成功へと辿り着いたかを聞くと、彼はまず最初は食べる量を減らすことから始めたと答えた。そこで私の結論は、最初は食べる量が減っていることを確認することから始めたが、ハンガーストライキ(断食)までは行かなかった。非常に多くの減量を達成させたのはエクササイズのルーチン化である。彼は、毎回の運動セッションで彼がやっていたのは、私がかつてやったことがある(この歳になってやることはないが)基本的な陸軍式トレーニングを含むものだった。このことは減量には幾つものやり方があるということを証明している。ドンに必要だったのは、モチベーション(彼の場合にはある日突然湧いたわけだが)、減量エクササイズのルーチン(彼の場合には、エクササイズの2つのセッション)であり、これだけで習慣化が実現し、そして「鍵」を第 3 者に(彼の場合にはトレーナーだが)渡すことが出来ていたのだ。ドンは 70 ポンド(約 31.8 kg)分の減量を二年半かけて行い、それは毎月 2.5 ポンド(約 1.13 kg)減量のゆっくりしたペースに相当する。これは長期的に継続するのに

（習慣化するのに十分に）維持しやすいペースだし、容易に定常化
出来る。

　　私はドンが彼の新しい体形を維持していけるものと楽観視
している。なぜなら彼は特にほぼ 3 年かけてゆっくり成功させたの
だから。しかし彼は目標を達成してしてまだわずか数ヶ月しか経っ
ていないので、まだ成功かどうかを断言するのは早すぎるかもしれ
ない。さらにこの先 2〜3 年、どうやってドンがこの結果を維持する
のか知りたくて仕方ない。

＊＊＊

　　私は、「鍵を第三者に託せ」というアプローチを正当化した
サンドラ・アモットの TEDTalk の言葉で、締めくくりたい。「どんな戦
略も恒常的な適用に頼った場合、どこか他に注意が向いたとき高い
確率で意図せず失敗する」。そして、あなたの注意がどこか他に決
して向かないよう、モチベーションがあなたにとって重要であり、毎
日の成果（報酬）を生み、モチベーションを減量に結びつける弱い
連関を切れないように見張る誰かが必要だということだ。

＊＊＊

　　私自身にとっての「鍵を自分以外の第三者へ託せ」の最後
の事例は、この本を書くこと（そして主には出版すること）である。つ
まり、本を出版することで自分で自分のことを世間の目に曝し、私は
この本を読んだ多くの知人が私に対して「今どの位の体重になっ
た？」と質問するのが想像出来る。私は二度と体重が増加すること
を許容出来ない。この結果として、体重を聞かれることに対するコン
トロールはもはや出来なくなる。つまり、今やその「鍵」はあなたの手
中にあるのだ。

　　　　　　　　　　　　　　　　　　　　　　　　Yoram Solomon

外的モチベーションを減量努力に結びつける連関は強くない。
それは人工的であり、あなたがそれを守るよう信頼されていな
い。あなたはズルをするだろうから、あなたに外的報奨と結果
をもたらしてくれる鍵を
誰か第三者に渡さなければならない。

8.

さあ、今こそこの先の健康な人生のために

　　　コルト 1911 年式拳銃の実験で証明されたように、目標を達成したら褒美を与えるやり方は機能しないし、あまり価値がない。2〜3ヶ月後にあなたにはその服の大きさがもはや合わないことが解かるかもしれないので、あなたは 2 サイズ（さらにそれ以上）小さい服を買うことからスタートするかもしれない。あなたとあなたの主治医は検診結果に関し熱心に語り、最後はあなたと主治医は昔ながらの会話に落ち着く：

　「あなたは減量する必要がありますよ」

　「分かっています」

　　　実際、あなたはよりフラストレーションを感じるかもしれないし、自分自身にがっかりするかもしれない、そして失望した時、あなたは食べものを摂取してしまう。

　　　あなたの今後の人生へ上手く繋げて行きたいと思うならば、やるべきことが幾つかある。まず第一に、減量計画は長期間へと伸ばして、新たに習慣化させるようにしなければならない。 30 ポンド（約 13.6 kg）を一ヶ月で減量出来るか？勿論、出来る。しかし、超短期的な急激な減量で習慣が創出出来るか？それは無理だ。私の場合には 6 ヶ月での同レベルの減量には成功した。どの程度の期間で人間の習慣が形成出来るのかを検証した研究レポートがあるかどうかは分からないが、今の時点では私は 6 ヶ月をお勧めする。私の研究では、3 ヶ月かそれ以内に著しく体重減（少なくとも 20 ポンド＝約 9.0 kg）に成功した人のうち、53%が落とした体重の少なくと

も半分を維持し(47%は元に戻ったか増えてしまった)、一方、6 ヶ月以上要して減量した人たちの 65%は落とした体重の少なくとも半分は維持した(35%のみが全部あるいはそれ以上の体重増加になった)。

言い換えると:

あなたは短期間に減量をした場合より、もし 6 ヶ月以上をかけて減量をする方が、減量した体重を維持出来る可能性が 12%も大きい。

12%改善する見込みは大したことがないように聞こえるかもしれない。しかしながら、長期間かけて減量することにより 12%、更に毎日体重を測ることで 22%、さらにこの本から何か実行出来ることを加えていくと結構な確率になる。あなたの成功確率を上げるために、やる価値はある。

2 番目には、「水平ライン」(これ以上減量する必要はないが、単純に体重を維持する状態)へ移行する際には、緩やかに漸近して行くようにするべきだ。私は 230 ポンド(約 104.3 kg)減量する必要があったが、それを 6 ヶ月で実現することに決めた。これは月あたりに換算すると 5 ポンド(約 2.3 kg)になる。毎月 5 ポンド(約 2.3 kg)痩せることは体重を維持することとは違う。これは私が 1 月 1 日に毎月 5 ポンド(約 2.3 kg)減ペースから、維持モードへシフトさせることを意味する。もし私が過去 6 ヶ月間に形成して来た習慣を続けたら、次の月も 5 ポンド(約 2.3 kg)痩せる。一方、この習慣の幾つかを緩めるとすると、また体重増加へと転じてしまうリスクに繋がるかもしれない。このアプローチは徐々に緩やかになって行くように体重限界ラインを決めなければならない。言いたいことは、あなたには最後の月には1〜2 ポンド(約 454g〜907g)を達成すれば良い程度に減速して欲しい。管理可能な減量曲線にして欲しい。決して最初の月にあまり多くの減量をしてはならない。たとえば私の場合、毎月の減量計画は(6, 6, 6, 6, 5, 3, 2)ポンド/月とほぼ均等に推移し目

                              Yoram Solomon

標に達するまで、開始月に過度の負担をかけなかった。例えば（11，8，5，3，2，1）ポンド/月（11 ポンドは約 5 kg）は、終わりの方ではいいカーブを描いているが冒頭の傾斜は急過ぎる。1 ヶ月に 11 ポンド（約 5 kg）痩せるのは 5 ポンド（約 2.3 kg）あるいは 6 ポンド（約 2.72 kg）痩せるのと比べかなり多くの努力を必要とする。したがって、両者の中間くらいが良い。では(7, 6, 6, 5, 4, 2)はどうか。開始月に 7 ポンド（約 3.12 kg）痩せるのは悪くない。かつ最終月の減量 2 ポンド（約 907g）はこれに続く体重維持への繋がりとしても良い。私はこの公式をあなたに押し付けるつもりはないが、あなた自身が判断して自分の計画を策定してくれれば良い。

　　　3 番目に、あなたは努力を継続しなければならないし、今後ずっと一日 3 回体重を測定する必要がある。ちょっと厳しいかな？実はそれほどでもない。あなたはすでに 6 ヶ月間もこの 1 日 3 回の体重測定をやって来ているので、それほど苦痛な負荷ではない。しかしながら、あなたが体重をチェックしないことが原因で、とりわけ「契約破棄」（次のパート参照）だと考えてしまい、せっかく減量した体重をまた増加させて元の体重に戻ってしまったりすることが無いようにすることが極めて重要である。私は、自分が減量目標を達成してから 2 年以上が経つが、いまだに一日 3 回体重測定と記録を行っている。

　　最後に。あなたは自分の体重が維持出来ているかぎり、そして体重が増加することがないかぎり、減量のために必要だった「契約を破棄」するかもしれない。しかしその場合には維持ラインを目標として与える必要がある。もし、あなたの目標体重が 160 ポンド（約 72.6 kg）だとすると、あなたが 160 ポンド（約 72.6 kg）以上の体重があった時にも、楽しんでいたものを禁じる必要がないかもしれない。私は、200 ポンド（約 90.7 kg）以下に体重を保ちたかった。私が 200 ポンド（約 90.7 kg）に到達した時に、私の主治医はこれ以上の減量は止めて、200 ポンド（約 90.7 kg）を維持するように言った。私はすでにその時点で正しい生活習慣を創出出来ていたと思ったので、私が毎日体重を測定している間も、少し上に行ったり下に行ったりしても、理由がはっきりしていれば、元の体重に戻せれば良しとしていた。しかしながら、2013 年 12 月に私の体重が 5 ポンド（約 2.27 kg）オーバーしていた。あなたがその限界線を越えた時に認識出来るように、明確に限界線を引くべきた。その時に私は娘達に以下のようなメールを打った。

2014 年 1 月 1 日

私は自分の体重を落としたままにすることをマネジメント出来ていなかった。私は 5 ポンド（約 2.27 kg）以上オーバーした。だから私は外的モチベーションの方法に再度戻したい。体重が 200 ポンド（約 90.7 kg）以下になるまで、ラジコン飛行機を買わない、製作しない、飛ばさない。どうかこの約束を守らせて欲しい。

父より

そして、私は元々の契約に戻り、200 ポンド（約 90.7 kg）以下にならないかぎり、ラジコン飛行機を買うことも、作りも、飛ばしもしないということにした。再び 200 ポンド（約 90.7 kg）以下に戻った時には、私は何の制約もなく生活し、しかしもしある朝起きて 205 ポンド（約 93.0 kg）以上になったら、再び日々の制約のある生活に戻った。この本を書いている時点では、私は 205 ポンド（約 93.0 kg）に戻っていない。もしそれに近い体重になったら、私は自分のことをより注意深く観察し始めるが、自分の趣味は好きな時に出来るし、他の趣味も同様に出来る。それは別の本の話にしよう。

***

                                        Yoram Solomon

　　2006 年に発表されたデューク大学の研究論文 [32]で、研究者が 45％の日々のアクションは習慣の結果で、55％はそうではないと主張している。幾つかのアクティビティはどちらにも分類出来る。例えば、オフィスまで車を運転することは習慣である。しかし、週末に運転することは習慣ではない。我々は習慣的行動を変化から守ろうとするので、非常に変更が難しいものもある。例え、人が全て正当な理由に基づいて習慣を変更したいと思っても、習慣はそのまま古い習慣として継続してしまう。なぜならば習慣サイクルに合図を出す環境が何も変わらないからだ。

　　デューク大学の研究者達は、習慣を変えるためには、環境に依存した合図の変更が鍵であると主張している。しかしながら、私は減量の目的だけのために、あなた達を新しい家に引っ越すことを奨励しないし、離婚を奨励したりはしない。もし、あなたが自分の仕事が嫌いか、または奥さんと上手くやって行けないならば、違う話である。しかし、もしあなたが幸せであるなら、減量のために彼等を失うべきではない。

　　また、研究者達は、更に政策（法律としての）変更が環境そして習慣を変え得ると提案しているが、我々は政府に減量のために法律を改定することなど要請出来ない。しかしながら、もし政策を非常に注意深く見ると、政策自体は法律（ルール）と執行方法（強制メカニズム）で構成されている。日々および毎月の体重制限をルールだと考え、「鍵を第三者に託せ」 を強制メカニズムとする。これはこの本で古い習慣を変更するために提案している方法だ。

　　最後にデューク大学の研究者達は、習慣を変えるモチベーションへのトリガーとなるような環境を、継続し強化し続けることを提案している。古い習慣が死に、新しい習慣が生まれる。そして、新し

---

[32] Bas Verplanken and Wendy Wood (2006). Interventions to Break and Create Consumer Habits. Journal of Public Policy & Marketing, 25(1): http://dornsife.usc.edu/assets/sites/208/docs/Verplanken.Wood.2006.pdf

い習慣が創出され、その環境が維持されることが、新しい習慣が生き残るために不可欠である。私はコルト 1911 年式拳銃の経緯を話したと思う。それは非常に短い期間で起きたことであり、古い習慣は死なず、新しい習慣も生まれなかったので、新しい習慣は形成されなかった。しかしたとえ一年で減量できていたとしても、目標に達した後、栄養摂取およびエクササイズの習慣は脆いままだったかもしれない。したがって、習慣化を可能にする環境を維持できなければ、私は容易に古い習慣に逆戻りするだろう。あなたは、体重限界目標、達成できなかった時の罰則、出来る限りあなたが影響出来ない第 3 者に強制メカニズムの管理を委ねるという構造的アプローチをより長く、出来る限り長く、人生を通して長期的に続ける必要がある。あなたはこれをやる価値があるのだと既に知っているし、しばらくすると、元々考えていたほどは難しくないことが分かる。

***

　　あなた外的モチベーションが効果的に、特に長期間に有効であることを担保しなければならない。生活も変化するし、趣味も変化する。優先順位も変化する。2013 年、私は気が付くとプラノ市教育委員会のキャンペーンに奔走していた。それは多くの時間を要し、趣味に時間を割く時間はほとんどなかった。したがって、趣味に関し何も出来ないとしたら、何がダイエットを続けさせる（報酬）となるのだろうか。私に浮かんだ個人的疑問は、すでに形成した自分の習慣がどれほど強いものなのだろうかということだ。　多分十分強いだろうとは思う。しかしながら、もしその習慣が依然弱く、安定しないようであればどうだろう、あなたのモチベーションが変わってしまったら、いろいろ起きるだろうが、適応するしかない！

　　2013 年、私はまた別の趣味に手をつけた。高性能ライフルを使用した射撃競技の練習を始めた。　私は体重が限界目標値を越えると趣味のラジコンにかける時間を減らし、逃げ道としての別の趣味に時間を掛けることが簡単にできた。私はすぐにこの逃げ道を使っている自分に気付き、新しい趣味も既存の契約の下に加えた。

今では、目標体重を超過するとどちらの趣味も出来なくなった。2013 年のキャンペーンに関係した地域活動は益々私から多くの時間を奪ったが、私の趣味の時間はまだ残っていた。そして自分の正気を保つためには、この2つの趣味をやることが私には必要だった。だから私のダイエットのための契約は、私のダイエットを推進し、私の体重も目標体重である 200 ポンド（約 90.7 kg）付近を維持している。

***

　最後には、減量そのものが、自分の現在の報酬強化を助ける。外見が良くなり、気分が良くなり、前向きなフィードバックを貰い（しばらく会わなかった人から「体重減った？」と質問される気持ちはどんなものだろう？）これらはすべて現在の報酬を強化する助けになり、だから新たなルーティンとなる。

***

　望むらくは、この本で紹介した手法、明らかに私には有効だった手法が、あなたにも有効であり、あなたならできると思ってもらいたい。しかしそうだろうか？ダイエットを始めるのに正しいタイミングと間違ったタイミングはあるのだろうか？私はこのタイミングならダイエットを始めるのに良いとか、また別のタイミングでは殆ど不可能であるというようなことなど考えたこともない。ある朝、ベスと朝食を一緒にした時、ベスは食事の最中ずっと、自分の意志の力だけでダイエットを成功させることに対して非常に懐疑的な表情を浮かべていた。彼女には私のアプローチの詳細については説明せずにいたことも一因だったが、一方で彼女は次のようなコメントをした。「行動を支配し、我々の目指す最適な判断としばしば衝突する潜在意識」が体重コントロール（そして減量）を成功に導く力となるのではないか。ベスの減量への試みは私が本書でインタヴューした人々の何人かのケースほど結果が出たものではなかった。はっきり言うことはできなかったけど、彼女はこれまでの人生の中では最も太っていた。ベスは外見的には太ってはみえなかったが、彼女自身が自分のことを太っていると思っていたので、それ以上は彼女にそのことについて議論が出来なかった。もし彼女が私にどうすればよいか尋ねてきたら、彼女には減量が必要であると言わないだろう。しかし彼女は自分自身にダイエットが必要だと感じていた。過去 20 年間彼女は減量を試みてきたし、何度か 10〜15 ポンド（約 4.8〜6.8 kg）体重を落としたことがあったがすぐにリバウンドしてしまった。ベスはまた、食物アレルギー疾患や常態的なストレスがあり、自分の身体に自信が持てないことを長々と話し、さらにその自信のなさが彼女の生活全般（行動を支配する潜在意識）に影響し、そして私が意志による体重コントロールの話をした時の彼女の懐疑的な表情にも影響していたと思う。

　　　　フロリダ州立大学のロイ・バウマイスター教授 [33]が、この現象を説明している 。彼の研究室が行った実験で、彼は1つの学生グループはクッキーを食べ、もう一方の学生グループにはクッキーを食べないようにし代わりに大根を食べるように指示した。彼はその後両グループの学生に非常に難解なパズルを課した。その結果、クッキーを食べたグループの学生達がそのパズルと格闘し諦めるまでの平均時間が 20 分、一方、もう片方のグループの目の前のクッキーを食べない代わりに大根を食べるように指示された学生達は、平均 8 分でパズルを諦めた。教授の結論は、意志の力の資源総量には限界があるということである。クッキーを食べることを避けなければならなかった学生達は、意志の力の資源をクッキーを食べないことに使ってしまい、その結果彼らは難解なパズルを解くことに挑戦するのに必要な意志の力がもはや残っていなかったのだと。彼は、更に同じ資源が創出するエネルギーは、意志の力を実行するためだけでなく、意思決定をすることにも使われていることを発見した。だから、あなたが数多くの意思決定をしなければならない環境にいる時には、ダイエットを成功させるのに必要な意志の力が残っていな

---

33 http://www.apa.org/monitor/2012/01/self-control.aspx

いということだ。朝には、あなたの意志の力の蓄積庫は満杯であり、長い一日の間に何度も意思決定をしなければならなかった、または他の意志の力の発動が必要な意欲的な活動をした後よりは、食事を制限するのは容易である。あなたには単にそのもてなしを拒否するための意志の力が残っていないということだ。そして最悪なことに、夜あなたが食べたものは、朝食べたものよりも長時間あなたの体内に留まるのだ。

　　　バルマイスター教授は、我々の助けにはあまりならない発見もしている。彼は、グルコース、エネルギーを脳に運搬することを主っている物質だが（そしてそのために「脳のガソリン」と例えられている）あなたの意志の力の総量（つまり自己制御の力）を増加させていることも発見した。彼は、自己抑制のタスクを数多く実行している人達は、そのために血中グルコースレベルを減少させ、その結果低いグルコースレベルが自己制御のタスクの失敗を予測する有効な先行指標になっており、一方、食事して血中グルコースレベルを増加させることは自己制御能力を増加させることになると主張した。これは大問題である。なぜなら食べる量を減らすことが、我々が体重をコントロールするためにやろうとしていることであり、食べる量を減らすと我々の意志の力が減退し、食べる量を抑制する力も弱まらせるという非常に矛盾した関係になっている。

　　　しかし、この研究から一つ学ぶとすると、あなたの豊富な自己制御力に依存してダイエットへチャレンジを始める前に、あなたは意志の力を枯渇させるかもしれない重大な意思決定が要求される瞬間に自分がいるかどうかを自問する必要がある。もし答えがイエスなら、あなたはそれら意志の力を必要とする他の事を排除出来、或いは単純にダイエットにチャレンジするには適したタイミングではないと判断して諦めるかを見極めなければならない。私が 2004 年に博士号を目指して Ph.D.のプログラムを始めようと決めた時には、私はテキサス・インストルーメント社の 1 億ドル（約 100 億円）の事業部門の事業部長だった。それは非常にオペレーション的な役割で、非常に多忙な日々だった。四六時中、意思決定を迫られていた。ある朝、学校が始まる前に、私は 4 時に目が覚め、その時点で Ph.D. プログラムを取ることは無茶なのではないかと思い冷や汗をかいた。朝 7 時までに私はその Ph.D. から完全に辞退した。しかし、2007 年、私がテキサス・インストルーメント社の無線事業部の戦略企画担当になった時に、私の日常生活は非常に楽になっていた。私には十分な意志の力もあった。私は再び Ph.D. プログラムに願書を再提出し、そして 3 年後に博士号を取得した。何事にも適したタイミングというのがあり、最悪なタイミングもあり、ダイエットについても同じだ。もし、あなたがダイエットへのチャレンジを始める前に、自分の意志の力が十分に確保出来ないならば（特に最初が最も難しいので）、また後日に延期してチャレンジした方が良いかもしれない。

　　　しかしながら、この本で私が述べたダイエット法は2つの切り口であなたを助けることが出来る。一つは、「第三者に鍵を託せ」という概念である。それを実現するための幾つかの方法を議論したが、根本的にはバウマイスター教授の言葉を借りれば、この要素は意志の力を要求したり利用したりする負担を軽減する。実際、ここに取り上げた例は「鍵を第三者の誰かに託せ」が有効に機能することを証明している。もし意思決定が自分に委ねられていないのであれば、私は意志の力を使っていないので、つまり私は意志の力の貯水池を枯渇させることもなく、また生きるために一定量を確保する必要もない。第二に習慣の前提だ。ダイエットやエクササイズのルーチンが習慣になればなるほど、それを維持するための意志の力は少なくて済む。ダイエットがより簡単になる。同時に二つの難しい習慣を開発していると想定しよう。そんなことをしたら、どちらも失敗すると思わないか？ 一度には、一つの習慣の形成にだけチャレンジし実現すべきである。

Yoram Solomon

9.

私に有効だった方法が、あなたに有効かどうかは解らない、しかし…

　　あなたが、オーシャン・クルーズ船に乗船した時、あなたは囚われの乗客だ。つまり、彼らはあなたに対し、いつでもどんな時でもどんなものでも売れるという意味である。私は大抵そのような状況にはならない。しかしながら、私はあの時には非常にダイエットに没頭していたので、有料の「毒素評価」のクラスと共に「代謝」と「毒素」のクラス（無料だったが）を取ることにした。そのクラスのインストラクターは（後ほど私の「毒素評価」の指導をしてくれたのだが）、優良な健康を絵に描いたような人で、外観もトップクラスだった。南アフリカ出身で、彼は朝食前にマラソンを走り、昼食後にトラックを持ち上げる誰かに似ていた。これはあなたがどのように見えるようになりたいかということの見本である。彼は、代謝機能と体重に関する毒素のインパクトを説明した。彼は絵を描き、描いた図とエキゾチックなアクセントで全てをクリアに説明した。もちろん私にとって最も重要だったのは、ボディ・コンパリソン・アナライザー（身体比較分析）[34]を使い、毒素レベルを 90 ドルで計測するアセスメントに参加登録することだった。

---

[34] A few sources for the type of tests described here and how to interpret the results can be found in the following:
http://www.tanita.eu/uploads/media/1363267828_issuu.pdf
http://facstaff.bloomu.edu/jandreac/Downloads/class_notes/Exercise_You /Summer06/TANITA-Printout.pdf
http://www.unm.edu/~lkravitz/Article%20folder/underbodycomp.html
http://www.scalesgalore.com/printout.htm
http://ajcn.nutrition.org/content/33/1/27.full.pdf

　　自分の身体に最近興味があるので、私は登録し予定表の時間通りに現れた。最初、彼は私の身体の水分量もしくは私の身体の全体に占める水分の割合（TBW）を測ると説明した。彼は、男性の場合には、50％〜60％が水分で、女性の場合には 45％〜50％だと説明した。しかしながら、彼は私の測定準備を終え、私の検査結果は 65％を超えない数値を示すだろうと言った。全く当たらなかった。理由として、いくらかの水分子が毒素と体内の脂肪に付着しているため、彼の測定器では測定出来なかった。その違いを考慮し、体内の毒素レベルを計算し、対応策を決めることが出来る。私は彼が測定を始めるのを待っていられなかった。私は彼に、今ダイエットをしていて、30 ポンド（約 13.6 kg）減量したと告げた、しかし彼はすぐにそれをやり過ごし、あなたの体内には多分まだ毒素があり、あなたの減量は毒素との闘いには何も貢献していないかもしれないと言われた。私はちょっとがっかりした。彼は航海中の船の上（もちろん、インターネット接続が無くそれを確認することが出来ない状態の前提）だけで入手可能で、その間だけ特別価格（月　300 ドル以上：約 32,700　円以上）で販売されているで異なる救済策について説明した。私が辛抱強く彼が実際に検査を始めるのを待っている間も、彼は話し続けた。

　　ついに彼は私の身体に電極を配置し始めた。彼は私の年齢、BMI 値、体重、そして他のパラメーターを入力し、最後のボタンを押した。私はビープ音を聞き、そして機器が何かをプリントし始めた。彼はプリントした結果を見てあまりその結果にハッピーではなさそうだった。

　　「水分は何パーセントでしたか？」

　　「65％です」

　　「それは予想通りでしたか？」

　　「はい」

　　　　　　　　　　　　　　　　　　　　Yoram Solomon

「では私の身体に毒素はどの位ありましたか？」

「ない」

　彼は、見るからに失望していた。治療と単なるダイエットが何故、毒素の量を減らせないのかに関する会話すべてが疑わしいものに思えた。私のダイエットは機能していた。

***

　私の主治医が私に本を書くことを勧めたので、私が彼にダイエットをする前とした後での血液検査の結果を開示するよう依頼したのは当然だった。ただ本書で説明したダイエットの効果を証明したかった。私はその結果の幾つかをここに紹介したい。

　2012 年 7 月 3 日、私がダイエットを始めた数日前、私の総コレステロール値は、189 mg/dl（この数値は 200 mg/dl以下でなくてはならないので、それほど悪くはなかった）、2013 年 1 月 9 日、200 ポンド（約 90.7 kg）の目標体重を達成した数日後だったが、その値は 165 mg/dL だった。改善はしたが何も素晴らしい改善ではなかった。善玉コレステロールと悪玉コレステロール（LDL）の比率は、2.85 から 2.44 へと改善した。良くなった、しかしこれもまだ素晴らしい改善とは言い難かった。最も改善著しかったのはトリグリセドレベルで、ダイエット開始前のわずか数日前で 177 mg/ dL（150 mg/ dL 未満である必要がある）で、体重目標を達成した数日後では 86 mg/ dL であった）。これは私の主治医を非常にびっくりさせたし、ほとんど全ての薬を中止し、特にコレステロールコントロールの薬も処方を止めた。

***

　この章の前文では、私のダイエットが私には実に有効に機能したことを示した。私はこのダイエットにほとんどお金をかけてはいない。ダイエットの本も買わなかったし、DVD も、フィットネスマシンもすでに持っていたので新たに買わなかった。私は毎年恒例の定期人間ドック以外はどんなコンサルテーションも受けなかった。そしてスポーツジムの会員にもなっていない。

　この本の冒頭にも述べたように、すでにあなたは減量のために何をすれば良いかについてはよく知っていて、本質的な問題はモチベーションにある。ダイエットは辛い、奇跡的に簡単な方法では実現出来ない。だから成功するためには、より強いそして継続的なモチベーションと掛け合わせないといけない。これがこの本の全てだ。本当に。

　一度自分に合った正しいモチベーションを形成してしまうと、私は減量のために必要なことを整えることが出来た。この章では、私がダイエットをするのに効果的だった項目が全て書いてある。しかし、私はその施策があなたに合うかどうかについては保証出来ない。あなたの身体は私の身体とは異なるし、代謝機能も違う。以下のものの幾つかの項目は、一般的にも適用可能だろう。また幾つかは効果が低いかもしれない。あなたが自分にあった施策を決める助けになったらと、そのままの形で用意しているが、実際にはどうだろうか。ここに掲載しなかったその他のものは、私も試していないし、ひょっとしたら同じように有効かもしれないし、あまり有効でないかもしれない。私は自分のことを「減量の権威」だと主張するつもりは毛頭ない。私の専門はダイエットを実現するのにどのようなモチベーションを創出すべきかについては専門家だ。この章は栄養から運動までのさまざまな分野のアドバイスを網羅している。これらは私以外の専門家が私に言ったことで、私は自分の身体や代謝機能についてもっと知るために収集した情報を自らピックアップした。魔法の薬などどこにも存在しない。私は私が知らないことも含め、あなたは数多くのことをすでに知っていると思う。だからもしそれがあなたに合っているのであればこの章はスキップしても構わないし、すぐに最終章に行っていただいても構わない。或いは、ここに掲載してある方法があなたに有効かどうかチェックするのも良いかもしれない。

　　　　　　　　　　　　　　　　　　　　　　　　Yoram Solomon

***

　私は生まれも育ちもイスラエルだ。私の両親の世代は、ほとんどが移民だったし、ほとんどの移民はヨーロッパからイスラエルへの移民だった。私の両親はルーマニアで生まれたが、後にイスラエルで出会った。私の母親は 1947 年にイギリス海軍によって押収された船に乗っていた。1947 年 11 月 29 日に国連がイスラエル国を創設する決定を下すまで、彼女はキプロスの難民キャンプで数ヶ月を過ごした。その時、彼女は彼女の家族はちょうど独立戦争の真っ最中に船に乗せられてイスラエルに来た。私の父親は、イスラエルに 1950 年に来た。彼らはどちらもルーマニアから来た他の移民たちと同じグループに入れられ、そこで彼らは出会った。移民は典型的には文化、伝統、そして習慣を元々の国から持ち込み、たいてい何世代にもわたり続くものだ。イスラエルとヨーロッパの距離は、非常に遠いイスラエルと米国の距離よりははるかに近かったので、イスラエルの食生活や食品の嗜好が米国ではなくヨーロッパの影響を強く受けている理由はそこにある。それからいろいろなことが変わった。1970 年代の石油・武器禁輸以来のイスラエルの米国依存と、1977 年のイスラエルーエジプトの平和協定の後に始まった外交軍事資金調達の開始に伴い、イスラエルと米国は近づいていった 。両国間の運賃はより合理的になり、1990 年代に米国証券取引所に上場したイスラエルのテクノロジー企業が IPO を開始したことにより、両国間の文化交流が増加した。しかし、今、そしても昔もイスラエルが米国よりも地理的にヨーロッパに近いという兆しを見てとれる。2002 年初め、私たちはイスラエルに訪ねている間に（私たちはその時にシリコンバレーに住んでいた）、私はイスラエルでの仕事を考えた。私はスターバックス現地法人のテクノロジー子会社の最高執行責任者（COO）に会った。 彼女が会社や変革の必要性、経営最高責任者（CEO）の素晴らしさなどを私に ″売り込んでいる″間、私は 3 時間もずっと座って聞いていた。それがイスラエルでスターバックス社に行った最初で最後だった。スターバックスは 2001 年 8 月にイスラエルで最初の店舗をオープンし、その後 2 年以内に、イスラエス人はアメリカのコーヒーを飲まなくなった。彼らはアメリカ人がコーヒーを楽しむ同じ方法でコーヒーを楽しまなかった。彼らの好みはヨーロッパの入れ方だったのだ。

　　なぜこんな話をしたかって？なぜならヨーロッパ人は重たい昼食を摂り、アメリカ人は重たい夕食を摂る。私は、朝食に食べたものは 12 時間から 14 時間で燃焼出来ると信じている。あなたが昼食で食べたものは 7 時間から 8 時間で燃焼出来るが、夕食で食べたものは燃焼する時間が数時間しかない。

　　この本のタイトルが「最悪のダイエット．．．」であることを思い出して欲しい。だからこの私のアイデアであるダイエット法を他の方法に対して優位であることを示すための、臨床研究を実施する必要はない。しかしながら、実際に科学的に有効性を証明する証拠がある。

　　私の事務補助であるイギリス人のダイアンが、私に言い続けていることがある。「王様のように朝食を食べ、お姫様のように昼食を食べ、殉教者のように夕食を食べなさい」というイギリスの古い諺である。確かにイギリス人的である。米国では多分、「ヘッジ・ファンドのマネジャーのように朝食を食べ、上院議員のように昼食を食べ、残りの 99%の人々のように夕食を食べよ」という風に聞こえるだろう。彼女が作ったわけでもなく、私は誰が作ったのかを知らない。しかし、これは真実だし、論理性がある。2013 年に、テルアビブ大学 [35] での研究結果が肥満学会誌 [36] に発表された。その研究者が、1,400kcal を摂取する2種類の食事法を試験した、一つはほとんどのカロリーを朝食時に摂取し、もう一つは夕食時に摂取する。減量をめざす

---

[35] Jakubowicz, D., Barnea, M., Wainstein, J. and Froy, O. High Caloric intake at breakfast vs. dinner differentially influences weight loss of overweight and obese women. Obesity 2013 Mar 20. doi: 10.1002/oby.20460.
[36] http://doctorsonly.co.il/wp-content/uploads/2013/07/Jakubowicz-at-al-Obesity-2013-oby20460.pdf

メタボリックシンドロームに罹った過体重で肥満の女性に対し、この2種類の食事法をランダムに適用した。朝食グループは 700kcal を朝食時、500kcal を昼食時、そして 200kcal を夕食時に摂取した。そして夕食グループは 200kcal を朝食時、500kcal を昼食時、700kcal を夕食時に摂取した。この食事法は 12 週間にわたり続けられた。ハイカロリー朝食はダイエット効果も高く、腹囲も痩せた。空腹時血糖値、インシュリン、ゲーリン（飢餓ホルモン）はどちらのグループでも全体的には減少したが、ハイカロリー朝食グループの方が、飛躍的な違いで減少した。朝食グループでは、平均トリグリセリドレベル（体脂肪率）が 33.6％も減少し、夕食グループでは 14％以上増加した。経口グルコース許容テストの結果も、全体の一日当たりグルコース、インシュリン、ゲーリンそして空腹スコアも、朝食グループの方がはるかに良かった。朝食グループはまた、平均満腹度スコアでもより良い結果が出た。これらの研究結果を基にしても、夕食でのカロリー摂取量を抑えたハイカロリー朝食は、過体重や肥満の人達の肥満やメタボリックシンドロームの管理には、有効であるかもしれないことが分かった。

　　　　アレックスは違う食事の方法を取っていた。アレックスは家族と一緒に夕食を食べるのが好きだった。彼の娘は、彼が家族との夕食をまだ楽しむことが出来るくらい若い年齢だった。彼は朝軽い朝食を摂り（リンゴと米のケーキ）、時には昼食をスキップし（或いは少量のスナックだけにして）、しかし家族との夕食ではフルコースの夕食を摂っていた。彼がたぶん、もし重い朝食と軽い夕食にしていたら、もっと減量出来ただろう（あるいは体重を維持出来ただろう）。しかし、これは彼の娘が家族との夕食を一緒に取らなくなる時まで実現出来ないだろう。テルアビブ大学の2つのグループでさえ、なぜならこのグループの被験者達は、1 日 1,400kcal という総カロリー制限を維持していたので、700kcal の夕食で減量が出来た事実を覚えておいて欲しい。アレックスは 1 日のカロリー摂取総量を毎日計算し記録していた。

　そして、もしあなたが、特に社会的なイベントの一部としても夕食を避けることが出来なければ、「翌朝延ばし」という救済策がある。これは、あなたの身体が食事を完全に消化し切れず、一晩では燃焼出来ずに脂肪として蓄積してしまったという事実の結果である。翌日に多少のカロリーが燃焼出来るように残っているということでもある。だから、あなたが帰宅後すぐに運動をするか（もし可能なら、夜遅くになるかもしれないし、他の家族に迷惑を掛けるかもしれないが）、翌日の早朝に運動をするかすれば良いのだ。一日に2回の運動を食後にするか、食べる量を減らす、うんと減らすことだ。私は帰宅時に体重が前日の帰宅時に比べて5ポンド（約2.2 kg）増えていることが解かったことが何度かあるが、自分の代謝能力や翌日の活動力を増やした運動により、自分の身体が元通りに戻るように、余分な体重のほとんど全てを取り除くことが出来た。

＊＊＊

　人々は、平均でも 10 ポンド（約 4.53 kg）から 15 ポンド（約 6.74 kg）はダイエット中に増加することがある。誰もがそのことは理解している。もし一度でもそのような状況に陥ったことがあれば、私が何を話しているのかは理解出来るだろう。もし一度のそのような経験がないなら、あなたが期待すべきことを述べる。いくつかのレストランは 24 時間営業である。あなたはハンバーガーやピザ、ホットドッグやアイスクリームを四六時中食べたい時に食べることが出来る。そして、朝食ビュッフェもある。そこでは料理の種類によって、数多くのチョイスがあることはご存知の通りだ。あなたは何でも食べたいものが食べられる。昼食も同じだ、もっと悪いかもしれない。昼食ビュッフェにはもっと多くの食事が用意されている。そして正式な夕食では、大抵のセンスの良いレストランでは、3つのコースの料理にデザートが付いてくる。あなたはただ単に全てを食べてしまう。あなたはプールに行きそして食べる。ショーを見に行きそしてショーの前に夕食を食べ、お菓子をショーの後で食べる。

　　　　　　　　　　　　　　　　　　　　　　　Yoram Solomon

　さて、客船に乗ると、イケてるフィットネスセンターが中にある。しかし、クルーズ中にフィットネスセンターに誰が行くか？豪華客船クルーズは、運動をするために乗るのではなく、航海中楽しむことが基本的なコンセプトだ。もちろん、その中でもトライアスロンやマラソンの選手達は走っているのを見かけるかもしれないが、絶対にあなたではない。さて、私たちは 2012 年 12 月 30 日に客船クルーズに出かけた。私は一日前までは目標体重を達成していた。そしてこの何年間で初めて 200 ポンド以下になっていた。その週に 10 ポンド（約 4.53 kg）から 15 ポンド（約 6.74 kg）も体重が増えることは無かった。結局、そのために非常な努力をして来たし、それは 1911 年式コルト拳銃の話とは違っていた。計画は長期間にわたり 200 ポンド（約 90.7 kg）以下を維持することだった。そこに辿りつくだけでは不十分だった。しかし、それを維持することもチャレンジだった。そして、私はそのために立ち上がった。今回は非常に大きな減量だった。もし、この豪華客船クルーズ中に 10 ポンド（約 4.53 kg）も体重が増えたら、それを減量するためにまた 1 ヶ月以上かけなければならなかった。1 ヶ月、もしくはラジコン飛行機を買ったり、製作したり、飛ばしたり出来ない期間が 1 ヶ月に及ぶなど、とても許容できるものではなかった。もう一つの難題は、乗船中には私の体重を測れる体重計がなかったこと。そのために、私が何をやろうが、ベストを尽くし、後は上手くやったことを祈るだけだった。しかし、私はこの豪華客船クルーズが終わるまで、どのような結果になっているかは全く解らないのだった。

　こうした状況で私はどうすれば良いのだ？まず第一に、おかわりには決して行かないと決めた。私は朝食時も昼食時も適当なサイズのお皿に食べ物を取った。私は最初に全てのビュッフェのメニューを何も取らずに一覧し、次にすでに何があるか知った上で、私が一番好きな食べ物を皿に盛った。そしてそれを食べ終わると終了にした。おかわりはしない。昼食も全く同じにした。夕食は、配膳されるのでちょっとトリッキーだが、もちろん食べないで配膳を断ることは出来る。ロイヤル・カリビアン・クルーズでは、私たち家族は特別健康メニューを頼み、600kcal 以下の食事を提供してくれた（私は良くは知らないが、全ての客船クルーズでそのようにしてくれると思うが、私はそれまで健康メニューの存在を知らなかった）。私は、そのメニューから何でも頼めた。半分はデザートをスキップした。そしてデザートは美味しそうに見えたが、ちょっとカロリーが高過ぎた。私は結局 10 ポンド（約 4.53 kg）も 15 ポンド（約 6.74 kg）も体重を増やす訳には行かないので、あり得ない。

　　客船上では、非常に多くのアクティビティがあった。しかし、私は 1 日 3 回ジムに通うことにした。遅めの朝、昼食の直後、夕食の後、そして毎日あるバラエティショーの前。そのクルーズの最中に 1 日 3 回のエクササイズをしなかった日は 2 日しか無かった。その他の日は、必ず 3 回エクササイズをした。エクササイズは、30 分から 35 分かかり、トレッドミルの掲示によると、毎回 500kcal を燃焼させた。そのため私の日々のエクササイズによるカロリー燃焼は、全体で 1,000kcal から 1,500kcal までに達し、時にはそれ以上燃焼した。我々の客室担当乗務員は、こんな私に非常に感銘を受けたらしいが、私は何一つ彼を感銘させるようなことをしたつもりはなかった。私はただ、継続的にラジコン飛行機を買い、製作し、飛ばせるようにそうしただけだった。

　　私たち家族は到着したテキサス州ガルベストンから車で帰宅した。帰宅直後に体重を測った。私は航海中に 1.5 ポンド（約 700g）も減量していた。

＊＊＊

　　あなたは重たい食事をした後で、満腹感を感じたことがありますか？そしてすぐになぜこんなに沢山食べてしまったのか心配になりませんか？結局は、あまり良い気分ではありませんし、あなたはやはり体重を減らしたい訳なので、なぜ沢山食べてしまったのでしょうか、どうすれば良かったのでしょうか？

あなたはこのアドバイスを以前に聞いたことがある筈だ。ゆっくり食べなさい。ゆっくり噛みなさい。20 分から 30 分かけてゆっくり食べなさい、そうすれば少ない食事であなたのお腹は満腹感を感じるでしょうと。2010 年発刊のハーバード・メディカルヘルス・レター[37]の中の記事によると、確かにそれは正しい。全てに当てはまるわけではないが、その記事が主張しているように有効な時もある。それが機能するのは、脳であって消化機能とは関係がない。我々が満腹、あるいは腹いっぱい食べた、あるいは空腹ということが、ただ単に抹消神経から脳に伝達される信号によってと満足したと感じるだけなのだ。しかしながら、神経が「私は満腹だ」というメッセージを脳に伝達 [38]し始めるまでには少し時間が掛かる。このメッセージは実際に伝達される。もし、あなたがゆっくり食べると、食べ物が神経に到達するまでの時間を与え、その神経が脳へとメッセージを伝達するための時間を与え、さらに脳があなたにもうお腹が一杯で、満足していることをあなたに伝える時間を与えることが出来るからだ。もしあなたが非常に速く食べてしまうと、あなたはより沢山の食べ物を神経にまで運んでしまい、神経が脳にメッセージを送る時までに、まだ沢山の食べ物があなたの胃に向かっていく。食べ物が神経に辿りつき、信号が脳に送られた時には、もう満足のレベルは通り越してしまい、むしろ食べ過ぎてしまう。

時にはゆっくり食べることが非常に難しいかもしれない。食品の中には、あまりにも長い時間皿の上に載せていたら腐るかもしれないし、料理仕立てよりも味が落ちるかもしれない（例えばステーキなどはそうだ）。そのように、これらの食事は素速く食べなくてはいけない。私が出来ることは、どの位の量を食べて満足するかを事前

---

[37] http://www.health.harvard.edu/blog/why-eating-slowly-may-help-you-feel-full-faster-20101019605
[38] http://www.livestrong.com/article/480254-how-long-does-it-take-your-brain-to-register-that-the-stomach-is-full/

に決めておくことぐらいだ。現時点では、それを意思決定するのに
十分な位自分の身体のことが良く解かっている。だから、その適量
だけを皿に盛り、食べるだけだ（例え速く食べたとしても）。そして食
べるのを止めて、次の 20 分間自分に「私は満腹だ、私は満腹だ、
私は満腹だ」と言い聞かせる。そして、私は自分でお腹が一杯だと
感じるようになり、しかし食べ過ぎではない状態で食事を終えること
が出来るようになった。

＊＊＊

　このダイエットの旅は、ニューヨークのタイムズスクエアの
NBC スタジオでの TODAY ショーで始まったから、私たちはまたそ
の場所を訪れることは当然のことだった。私はこの本を書き始めた
ので、4 月 22 日の TODAY ショー[39]で、コーネル大学のブライアン・
ワンジック教授 [40] と USDA（米国農務省）の栄養政策振興センター
の前エグゼクティブ・ディレクターが、「自分の心を騙して」大して食
べていなくても満腹感を感じることについて話をしていた部分が私
の眼にとまった。

　彼が NBC のスタジオで実験した中で、彼は無料の食事を
二つのビュッフェのセッティングにして聴衆に振る舞った。一つのビ
ュッフェは、普通のサイズのお皿を配り、普通のサイズの取り分け用
スプーンを与え、フルーツと野菜を最初に出し、最後に脂肪分が高
い食材（パスタなど）を最後に出した。もう一方のビュッフェでは、彼
は少し大きめのお皿と少し大きめの取り分けスプーンを与え、食事
を出す順番を、脂肪分が多いパスタを最初に、そして健康的なフル
ーツや野菜を最後にビュッフェのテーブルに出した。全体では、全
く料理の内容は同じなのだが、第 2 グループの人達は 56％も余計

---

[39] http://www.today.com/news/experts-say-you-can-trick-your-mind-helping-you-lose-2D12178338
[40] For more about Brian Wansink's work go to:
http://www.mindlesseating.org/

　　　　　　　　　　　　　　　　　　Yoram Solomon

に食べ、その殆どがパスタだった。第 1 グループは平均で 890kcal 食べたのに対し、第 2 グループはパスタだけで 1520kcal も食べていた。ワンジック教授は「我々人間は目と心で食べているのであり、胃腸ではない」と主張した。

　　ワンジック教授の研究は、脳が我々の体重を常に事前に決まったセットポイントに戻す働きをしていると主張するサンドラ・アモットの理論と真っ向から対立する。ワンジック教授によれば我々は脳を騙すことができる。もしあなたが同じ短期的戦略を繰り返し繰り返し実行すると、それは正常となり、長期的な習慣になる。

***

　　ワンジック教授の「自分自身の心を騙せ」というコンセプトと私の「その鍵を他人に渡せ」というコンセプトを合わせると、食事へのアクセスを制限する（多分、水分へのアクセスはあるのだが）状況にあなたを追い込むことになるだろう。オフィスには自動販売機があるが、私は 10 ドル以下の小銭やコインをめったに持っていないとしよう。そうすると私には、10 ドル札を自動販売機に投入することが鬱陶しくなるだろう。私は誰かに小銭を持っていないか聞くことすら、面倒かもしれない。だから結果として、このちょっとした面倒臭さが、効果的に働き私に自動販売機を使わせなくする。TEDxPlano（プラノでの TED イベント）の企画会議がコーナーワインズの店 [41] で開催され、私はワインに十分アクセスできたが、チーズとクラッカー（チョコレートとトリュフ、そしてジムがテーブルに置いたもの）へのアクセスは、テーブルの近くのどこに座るかに依存することを知っていた。私がテーブルの端に座ると、食べ物へのアクセスは限られていた。誰かにチーズを取って貰うことも不便だった。ほんの少しの量でも、私がチーズにアクセスがあることになり、夜に打合せが開かれた場合には、なるべく食べないということは体重増加も少ないという意味

---

[41] Credits to my friends, Jim and Lynda McDevitt, owners of Corner Wines in Plano: http://www.cornerwines.com/

だった。食べ物へのアクセスは、どれだけ食べるかに大きく影響する。もしあなたが食べ物を必要としないなら、なるべく食べ物へのアクセスを難しくすれば良い。自ら食べ物へのアクセスを少しだけ難しくするだけでも、大きな違いがある。

***

　私がボストン心臓研究所のテストから 6 ヶ月後に出会った管理栄養士から学んだ一つのことは、5 対 1 よりも低い炭水化物比率の穀類を探すことである。これは、栄養価のラベルに記載されているように、1 グラムの繊維ごとに 5 グラム以下の炭水化物を含む食品を選択しなければならないことを意味する。ハーバード・ヘルス・ブログ では、より制限を緩めたものが示唆されている。比率は 10 対 1（繊維 1 グラムごとに 10 グラム以下の炭水化物）。私はより制限が厳しい 5 対 1 の比率を採用した [42]。なぜなら、私はそれよりもかなり良い比率を持つ全穀類食品を見つけた。

***

　エクササイズは単調で退屈だ。私はヘッドホンで音楽を聴きながらエクササイズをしている姿を良く見かける。しかし、私たちはこの先の人生ずっとやり続ける話をしているのだ。私の曲のプレイリストにもせいぜい 500 曲しかない。歳を取るにつれて、新しい曲はあまり受けないので、同じ曲を何度も何度も繰り返し聴くことになる。これも単調で退屈になる。私のトリックはヘッドホン付きの iPad であり（これは私が自宅でエクササイズする時に使っているもので、WiFi 付きだ）、これで YouTube のビデオや TED のビデオ（特に私が TEDxPlano のイベントのオーガナイザーにもなっていたので余計に）、Netflix のビデオや映画やその他興味がある分野のビデオを観れる。常に新しいビデオが製作され追加されるので、非常に面白く

---

[42] http://www.health.harvard.edu/blog/the-trick-to-recognizing-a-good-whole-grain-use-carb-to-fiber-ratio-of-10-to-1-201301145794

　　　　　　　　　　　　　　　　Yoram Solomon

退屈しないので、たまにトレッドミルのスピードや傾斜を変更するのを忘れることがあるくらいだ。ビデオは決して単調に、退屈にさせない。そして私は新しいことも学べるし、まさに一石二鳥だ。

***

　　イスラエル陸軍(IDF)では、いつも「水の原理(water discipline)」という用語を使う。その用語はこれを例外として、使う時によって意味が異なる。私の IDF での基礎トレーニングが始まる 1 年前頃までは、「水の原理」は兵士たるものは、長期間でも水なしで我慢して活動しなければならないという意味だった。戦闘の間は、長時間にわたり水が飲めないことを想定しなければなかず、その状況に備え兵士は長期間水が飲めなくなても活動出来るように鍛えなければならない。それはいただけない考えだったことが、私が IDF の基礎トレーニングに参加する 1 年前の、脱水症による一兵士の訓練中の死亡事故によって明らかになった。その事故を境に、「水の原理」がガラッと変わった。今では、軍曹があなたに指示する通りに、大量に水分を補給しろという意味に変わった。そしてこういうことはよく起きる。幸いなことに、この変更は、大量の水が栄養素なしで身体に吸収され、死に至ることもある水中毒の症例には当たらないので大丈夫だ。

　　しかし、私の基礎トレーニングの間、大量の水を飲むことに慣れた。この大量に水を飲む能力を今度は減量に役立てることにした。大量の水を飲むことで、あなたの身体に満腹感を感じさせることが出来る。食事の前に少なくともコップ二杯分の水を飲んでも、水中毒にはならない、しかしあなたが食べ過ぎるのを防いでくれる。あなたの神経と胃から「私は満腹だ」という信号を脳に送るのだ。

　　2003 年に 9 人の科学者が水分摂取の代謝機能への効果を測る実験 [43]を行った。彼らは小さい被験者のグループに対して、全員が実験の 12 時間前以降は食事を摂取しないようにさせ、実験開始の 90 分前以降はどのような水分も取らせなかった。そして被験者達に 500 ミリリットルの水を飲ませ、(酸素の吸入量と二酸化炭素の排出量、エネルギー消費量、その他を通して)測定した。水分を摂取してから 10 分後に、エネルギー消費量は上昇し始め、60 分後には水分を摂取する前よりも 30%程度増加した。女性の場合、90 分を過ぎたら、エネルギー消費量は水分摂取前のレベルまで落ちたが、男性の場合には依然としてエネルギー消費量は少し高い状態で保たれていた。最後に、水の温度がエネルギー消費量に影響を与えたことが解った: 室温の水の方が体温の水よりも高いカロリー消費量があることも解った。結論として、この研究は、1 日 1.5 リットルの水を飲むと、あまり多く水を飲まないよりも、代謝機能を加速させて 1 日 200kcal を消費してくれる。

　　もし私たちがこの研究の結果に頼るとすると、30％のインパクトと言うのはあなたの運動のルーチンの中では、最も有効なものに相当する。あなたが最大のエネルギー消費量をしていたとしても、更に 30％のエネルギーを消費するので、さらに大きなエネルギー消費量を実現することを助ける。だからエクササイズを開始する前に 500 ミリリットルの水を飲むことを勧める。

***

　　私がこれから話すことには科学的根拠はないが、水分に関する私のインプットとアウトプットの関係はその日に他に私が何を食べたかで決まることを発見した。最悪は、プレッツェルや微粒子に処

---

43 Michael Boschmann, Jochen Steiniger, Uta Hille, Jens Tank, Frauke Adams, Arya M. Sharma, Susanne Klaus, Friedrich C. Luft, and Jens Jordan (2003) Water-Induced Thermogenesis:
http://press.endocrine.org/doi/pdf/10.1210/jc.2003-030780

理した小麦製品で作った食品の組み合わせだ。私がそれらを食べると、プレッツェルを食べるときに私の体内から出る水分がはるかに少ないので、それらが水分を吸収してしまい脂肪になるように思えるほどだ。役に立てばよいのだが…

＊＊＊

　　あなたはレストランで高カロリーな料理とダイエットコークをオーダーして、誰かに皮肉なコメントをされたことはありませんか？「3,000kcal の食事とダイエットコーク？」。明らかに食事に関しては、全くカロリー摂取量のことなど全く気にしていないのに、飲み物だけカロリーを抑えるなんて馬鹿げていると指摘するだろう。しかし、1缶のコーラは 140kcal もある。もしあなたが本当に 3,000kcal の食事を注文したとしたら、トータルカロリーは 3,140kcal になり、3,000kcal よりも多くなってしまう。だから、3,000kcal の食事を注文する際にダイエットコークを注文する方が、レギュラーコークを注文するよりもまだましだ。あなたが 140kcal（このカロリーを消費するのに私の場合には時速4マイル/時速 6.4 kmのスピードと 4 度の傾斜で 15 分かかる）、を減らすために、トレッドミルで（或いは他の運動機器で）どれだけの努力が要求されるかを考えると、あなたはダイエットコークを飲むことの価値に感謝するだろう。私は何もあなたが 3,000kcal の料理を注文しろと言っている訳ではない。どれだけのカロリーの料理を注文するにしても、一つ一つどうするかが大切だということだ。だから私は、3,000kcal の料理を注文した上でダイエットコークを注文することは決して空々しいとは思わない、なぜなら 3,000kcal は 3,140kcal よりも少ない訳だから。

＊＊＊

　　出張中にルーチンを継続することが時には難しい。出張中にしてしまう一番簡単なことはエクササイズを止めてしまうことだ。結局、あなたのベッドルームにある使い慣れたトレッドミルはそこにはない。旅先では（公共のフィットネスルームになるので）下着だけでエクササイズをすることも許されないし、非常に忙しい一日のスケジュールに追われる。あなたは遊びに来た訳ではない、仕事のために来たのだ。しかし、あなたが本当にルーチンを旅先でもやりたかったら時間を見つけることは可能だ。ほとんどすべてのホテルにはフィットネスセンターがある。あなたは短パン、Tシャツに着替えなければならない。大変だ。あなたの手荷物にはそのためのスペースもある。そして、あなたは一日のうちでその時間をつくらなければならない。毎日／毎月の目標（外的であり、他の誰かがその鍵を持っている）を達成出来ないことを恐れるとき、あなたは自分がすばらしい機知を持っていることに驚くだろう。

　　　ディナーパーティへの必須の出席など出張中の食事も同じルールに従う。もし夕食ミーティングがなければ、自宅にいる時のように夕食を省くことも出来る。もしビジネスディナーや懇親ディナーに出席しなければならない場合に、あなたは自分が料理に手を付けないことで同じテーブルの他の出席者が不愉快にならないようにしたいので、健康的に（量や食べるものを選択して）食べるか（あなたはこれによりあなたに意思の力があることを示すことで同席者の敬意を増すだろう）、あるいは普通に食べて、前述のように食後の朝のエクササイズをやるしかない。

＊＊＊

　　　わたしは、販売されているほとんどすべてのタイプの万歩計を持っている。これは多分わたしが技術を好きだからだと思う。そして、この分野におけるウエラブル技術は非常に素晴らしいと思う。わたしはある時149ドル（約16200円＠109円/ドル）でナイキ社製のフューエル・ブランドのブレスレットを買った。買った時以来、朝起きた時から晩寝る時まで身に付いている。ブレスレットは歩数をカウントし、カロリーをカウントし、また「（燃焼した）カロリー消費量」（わたしには何に関連して使うのかは解らなかったが）が計算される。ある程度、わたしの減量プログラムのほとんどの管理項目に合致していた。つまり外的モチベーションを提供してくれた（搭載されたアプリケーションが、私が目標に到達するかどうかについてチャレンジして来る。最高スコアの日には仮想的な表彰を受ける、例えば木曜日の最高スコア、今週の最高スコア、25,000 ポイント通過など。目標は日々であり決して長期的ではない。あなたは、あなたの成功を（あるいは失敗を）ソーシャルメディアに投稿することで「第三者に鍵を託す」ことが出来る可能性がある、つまりその投稿を読んであなたの友達があなたを実直に日々の努力に向かわせてくれる。

　　しかしながら、ウエラブル利用によるモチベーションのレベルは、正しいことを実施する厳しさ（食事摂取量を減らし、エクササイズを増やすこと）に対して非常に弱く、その結果、習慣を変えるまでのレベルにならないだろう。

　　たぶんナイキ社がフューエル・ブランドの製品グループを解散し、既存および将来製品を中止 [44]にしても驚きではない。これらのウエラブル製品は私には機能しなかった。しかし、それはあなたに機能しないという意味ではない。

***

　　トレッドミルで走っている時、あなたは自分自身に対して、何カロリー消費して、1ポンド（約 453g）くらい体重が減ったかなと聞くだろう。共通の数字としては 3,500[45]である。もしあなたが 3,500 カロリーをエクササイズで消費出来れば、あなたは 1 ポンド（約 453g）痩せることが出来る。私の場合、時速 4.5 マイル（約時速 7.2 キロ）、6%傾斜に設定したトレッドミルで 30 分間走ると大体 4000kcal 消費する。これはわたしが 1 ポンド（約 453g）消費するためには、4 時間エクササイズを続けなければならないという意味である。また、毎日

---

[44] http://www.cnet.com/news/nike-fires-fuelband-engineers-will-stop-making-wearable-hardware/

[45] http://www.caloriesperhour.com/tutorial_pound.php and http://www.mayoclinic.org/healthy-living/weight-loss/in-depth/calories/art-20048065

30 分このレベルの集中度でエクササイズをすると、1 週間で 1 ポンド（約 453g）痩せることが出来るという意味でもある。

　　しかしながら、そう簡単ではない。あなたのエクササイズとあなたの食事習慣、そして代謝機能には相互依存関係がある。そしてあなたの身体は私の身体とは異なる。あなたが 1 日 3 回体重を計測することでのみ、あなたは自分のエクササイズのルーチンをどれくらいやれば 1 ポンド（約 453g）の減量に結びつくのかが分かる。自分の体重を測ることは、非常に興味深いし、エクササイズをした後に体重を計測すると、自分の毎日のエクササイズがあなたの身体にどのような効果をもたらせているのかが分かる。

　　あなたはまた、運動のルーチンがその日の代謝機能をスタートさせていることを知る必要がある。もし激しい運動の場合は、運動を終えても体は栄養を必要とし続け、カロリーを燃焼させ続ける。

　　トレッドミルで運動をすると、1.000kcal 毎（3,500kcal ではなく）に 1 ポンド（約 453g）の比率（約 1/3）で減量していることが分かる。それには幾つかの理由がある。ひとつの理由は、トレッドミルは私の体重や年齢が分からないので、私に間違った数値を教えることだ。私はトレッドミルが 1 回の運動で実際に消費したカロリーの 1/3 を表示しているとは信じていない。その他の要因との交互作用があるが、それでもまだ 1 ポンド（約 453g）の減量に 3,500kcal 必要ということではない。わたしは、わたしにとってエクササイズが非常に有効であることを見つけた。あなたもあなたのエクササイズ方法がどれだけ有効かを見つけなければならない。

***

　　摩擦はあなたがルーチン化しようとしているエクササイズにおいて非常に問題となるかもしれない。わたしは決してあなたの自転車漕ぎでの機械的な摩擦のことを言っているわけではない。

　　　　　　　　　　　　　　　　　　　　　　Yoram Solomon

　もしその製品が機能するまで、あるいはあなたが使いたいように機能させるまでに非常に何ステップも必要とされる状態だと、あるいはウェブサイトであるページに行くのにいつも何回もクリックしないと行き着かなかったりすると、顧客が使わなくなることを製品設計者は良く知っている。アップル社は 80 対 20 ルール（20％の機能が 80％使われている）を深い洞察力で理解していて、20％程度しか使われない 80％の機能を排除し、ユーザーの 20％の機能へのアクセスをより使い易くしている。これが摩擦の少ない状態だ。

　エクササイズも同じだ。エクササイズするのが非常に面倒だと、あなたはやらなくなる。しかし、私たちはみな異なる嗜好性がある。何年も前に、私と妻は楕円形のトレーニングマシーンを買った。妻はトレッドミルで走るよりも関節に非常に良いと聞いて来たからだ。私たちはちょっとだけ使い、その後は埃を被った。私はそれを使いたくはなかった。マシンがスピードを決め、負荷を決めることが嫌だった。そして私はそのマシンを使わなくなり、ほどなく妻を使わなくなった。

　私は何年ものあいだ運動をしていなかった。結局、私は定期健康診断のために主治医に会った。私たちの会話は以下のようだった：

「あなたは何か運動をやっていますか？」

「いいえ」

「あなたは自分に運動が必要なことを理解していますか？」

「理解しています」

「では、なぜ運動をしないのですか？」

「運動をする時間がありません」（それは嘘だった。私は時間をもっと重要でないことに使っていた、しかしその時間を運動に使いたくなかった。私は楕円形のマシンだろうがその他のマシンだろうがどちらも嫌だった）。

「あなたは運動を始める気がありますか？」

「やってみます」

　そして私は何もやらなかった。私は運動をやらなかった。そして1年後、私たちは全く同じ会話をした。デジャーブーだ。

　2008年にテキサス・インストルーメント社を退職し、インターフェーズ社に入社した後、私は変えることを決意した。私たち家族は、数年前からライフタイム・フィットネスのファミリーメンバーだったので、毎月200ドル（約22,000円）近く払っていたが私たちはあまり使っていなかった。しかし、今回は違った。私はエクササイズを始めたいと思っていたので水泳を選んだ。私は高校生の時に競泳選手だったので、水泳をエクササイズとして使うことにした。

　しかしながら、それにはロジスティックスの問題があった。私はプールに行く時に、様々な準備が必要だった。まずプールまで運転しなければならない、小銭を持たなければならない、30分の水泳、シャワーを浴び、おっと今日は着替えの下着を忘れたなど。そして、また運転して帰宅しなければならない。そして自宅まで運転して帰るのは非常に不愉快だった。オフィスがたった7分のところにあるのに、フィットネスセンターは15分も離れていた。ただただ抵抗（摩擦）が大き過ぎた。ドンの場合は、フィットネス施設が会社に行く途中にあった。これはより抵抗が少ない。

　新しい会社に移り2ヶ月過ぎた2009年1月に、私は毎朝ライフタイム・フィットネスに通うのを止めた。私は週末にトレッドミルでのトレーニングセッションに1回だけ行っていたがそれだけだった。それでは不十分だ。しかし、トレッドミルだけは気に入っていた。それは自分に合ったスピードと傾斜を維持して、それを継続することが必要だった。私はどのフィットネスメニューよりもトレッドミルが好

 Yoram Solomon

きだった。プールより、自転車漕ぎより、楕円形マシンよりずっと良い。私たちは皆それぞれ異なる嗜好性があるので何とも言えないが。

　2009 年 1 月に、シアーズ（デパート）に行きトレッドミルを買い、寝室に置いた。そして、それが決め手だった。それ以来、たぶん 80%のエクササイズをそのトレッドミルで行っている。5 年後の今も使っている。このトレッドミルマシンがいつまで持つのか心配している。私はほとんど毎日エクササイズをしている。たまの代わりに夜エクササイズをすることもあれば、朝も夜もやることがある。私のトレッドミルは、時速 4.5 マイル（約時速 7.2 キロ）、6%の傾斜で 30 分走るように設定している。これは毎回 2 マイル（3.2 キロ）以上歩き、350kcal の消費に相当する。悪くない。しかし、実行への負荷（摩擦）が少ない。トレッドミルマシンは寝室にあるし、そのために運転して出掛けなくてもよい、順番を待つ必要もない、始める前に清潔に消毒する必要もない。また、私は下着とランニングシューズ以外には何も身に着けなくてもエクササイズが出来るし、トレッドミルを買ってからこれまでに 2,000 マイル（約 3,200 キロ）以上走ったことになる。つまり私はラスベガスまで行き、ダラスに戻って来るほどの距離だが、6 年かかっている。

　全てがダイエットを実行するプロセスから摩擦（負荷）を取り除くことに関する議論である。私にとって一番良かったのは、寝室に設置したトレッドミルだった。これはあなたにとっての最適解とはかぎらない。ぜひ自分にとって摩擦（負荷）が少なく実行しやすいダイエット法を見つけて欲しい。結局、エクササイズはそれ自体が面倒臭いのだ。それを更に悪化させるような障害は取り除こう。

あなたの身体と代謝機能は私とは異なる。私に有効に機能し
た方法があなたには機能しないかもしれないし、
またその逆にあなたに有効な方法は
私には機能しないかもしれない。
あなたの日々のエクササイズから摩擦（負荷）を減らし、あなた
の食事に障害物を増やそう。

10.

さあ、あなたの番だ！

私の最初のダイエットの期間である 7 月 8 日から 12 月 29 日まで
の 175 日間に、12 日間しか計画した体重値を超えることはなかった。
最悪でも 1.7 ポンド（約 0.7 kg）許容限界を超えただけだった。連続
して体重制限を超えた日は 2 日しかなかった。目指した体重レベル
より平均して 2.8 ポンド（約 1.27 kg）低かった。各月末には体重制
限値に対し一番低い体重値を保っていた。そして翌月の体重制限
値に備えた。一番いい月には、その月の体重制限値に対して 9.3
ポンド（約 4.2 kg）下回った。そのため 7 月 31 日、私はとても一所
懸命ダイエットに取り組んでいた。たぶんやり過ぎだったと思う。

***

私は当時、日本のあるコンファレンスでインテルの最高技術責任者
（CTO）だったパット・ゲルシンガーの次に話をしたことがある。私は
彼のスピーチを始め方が好きだった。彼はこう言った、「私は最初に
これから私が何を話すかお話しし、そして本論をお話しします。そし
て、最後に本日何をお話したのかをまとめてお話しします」と。

だから、この本で私が何を話したのか、ということをこの章でまとめる。
私はこのダイエットのアプローチに対して、まず適用した複数の仮
説と理由付けをサマリーし、どうしてこのアプローチが妥当なのかか
ら説明する。

あなたはどうやってダイエットをすればいいかについてはすでに知
っていることが前提だ。もしあなたがダイエット法を知らないとしても、
どこを探せばいいか、どうやって探せばいいか分かっているとしよう。

もしも、何があなたに有効か、何があなたに効果がないかを学ぶとしても、有効な方法をより多く行い、あまり効果がない方法をより少なくするだけだ。

内的モチベーション（減量が出来て自然に積極的に健康な人生を送れること）は人生にとって非常に大きな影響があるにも関わらず、長期的な将来のことであり、その結果、長期的健康の正味現在価値（NPV）は、それを達成するために現在必要な努力や苦痛の「コスト」よりも低い

単一マイルストーンを持った外的モチベーション（ダイエットの恩恵とは何の関係もない外部の〝アメとムチ〟を活用した）は非常に効果的だが、丘を登るのと同じように、長期的な成功を妨げる下り坂も待っている。

毎日数回体重を測ることは何が効果的で何が効果的ではないかを見極めるのに役立つ。

長い時間を掛けて少しずつ減量することで新しい生活習慣を作ることが出来る。それは急な丘を短時間に登るのとは違い、人生において健康的な生活習慣を維持し続けることが容易になる。

言い換えれば、これまでにダイエットに成功しなかった理由（もしくは一度は減量には成功した後、その体重を長期間にわたり維持することが出来なかったの理由）は、とても低いモチベーション（長期的な健康に対する低い正味現在価値 NPV を持つ）でも簡単に成し遂げられるダイエット法を探していたからだ。残念ながらそのような簡単なダイエット法は存在しない。何故ならここで紹介したダイエットが成功する理由は、非常に辛く苦しい減量のための努力をやり切るのに必要な十分に強いモチベーションを創出するからだ。

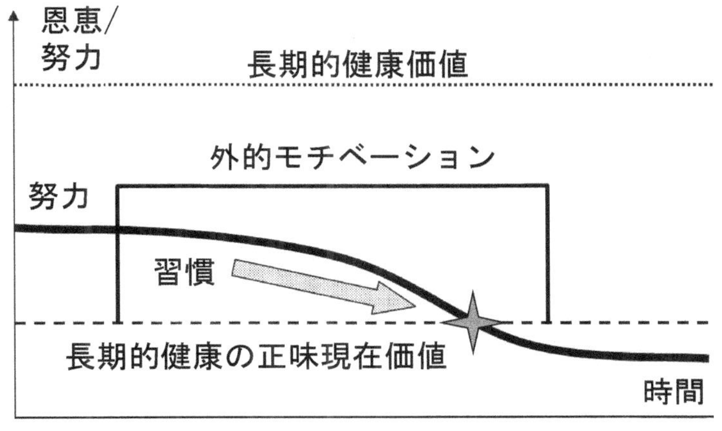

図表 10:本書の勧める最良のダイエット法

私のダイエットがうまくいった方法、ダイエットが機能した構造、時間の経過と共にこのプロセスがどのように機能したのかをもう一度おさらいしよう。図表 10 が全体像を示している。長期的健康の恩恵はあなたにとって非常に大きい価値があることは疑う余地もない。ただ、長期的健康の正味現在価値 NPV は今日時点では低い。したがって、それを実現するための今日の努力や苦痛や我慢と比べると、曖昧であり明確な価値とならない。外的モチベーションなくしてダイエットをやり切ることが出来ない理由だ。NPV に一度外部モチベーション（それが自然な因果関係が無いにしても、減量を実現することで得られる報酬の形をしたモチベーション）を追加すると、合算した報酬は実現のためのコストよりも大きくなりダイエットに成功する。これが減量プロセスを起動する。一度これが起きると、それが日常活動であるかぎり、一貫して生活習慣になる。生活習慣になることで、その他の努力も全く同じだと思うが（例えば日々の車の運転のように）、非常に実行が簡単になる。そして、ある時点で（図表 10 の中では星印で示してあるが）、その時点では非常にきめ細かい習慣になったので、長期的な健康の正味現在価値単独でも減量努力のコストより大きいので継続的に成功を維持出来る。その時点、まさにその

ポイントで、あなたはそれまでに必要だった外部モチベーションを
除くことが出来る。しかし、慎重にやらなければならない。もし習慣
が逆戻りする兆候が見えた時にはその外部モチベーションを戻さな
ければならなくなる場合もある。

***

もしあなたがどこかの時点でダイエットのための努力が負担に感じ
なくなったら（特定の食べ物を避け運動エクササイズすることが習慣
になり、簡単に感じて来たら）、外的モチベーションを弱めることが
できる。（図表 11：外的モチベーション I から外的モチベーション II
に取り替える）。その時の全体のモチベーション（新たな外的モチベ
ーションと長期的健康の正味現在価値の合計）がダイエットの努力
のコストよりも大きいことを確認しなければならない。

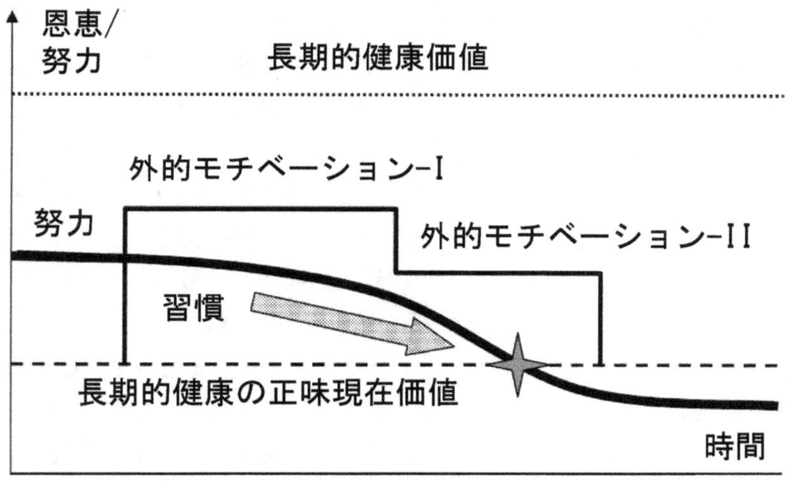

*図表 11:努力が生活習慣になったら、
外部モチベーションは減らすことが出来る*

ひとつ気をつけなければならないことは、常に加えられた外的モチ
ベーションは依然として効率的であり続けているかどうかということだ。

　　　　　　　　　　　　　　　　　　　Yoram Solomon

もし趣味を外的モチベーションとして使ったとすると、ひょっとしたら
飽きてしまうかもしれない。長期的健康の正味現在価値と外部モベ
ーションから想定される全体的な恩恵が、ダイエットに必要な努力
や忍耐のコストよりも大きいことを確認する必要がある。もしあなたが、
外部モチベーションが以前ほどの効果が薄れて来ていると感じたら
（図表 12）、既存の外的モチベーションをより有効と思われる新しい
別の外的モチベーションに置き換えなければならない。

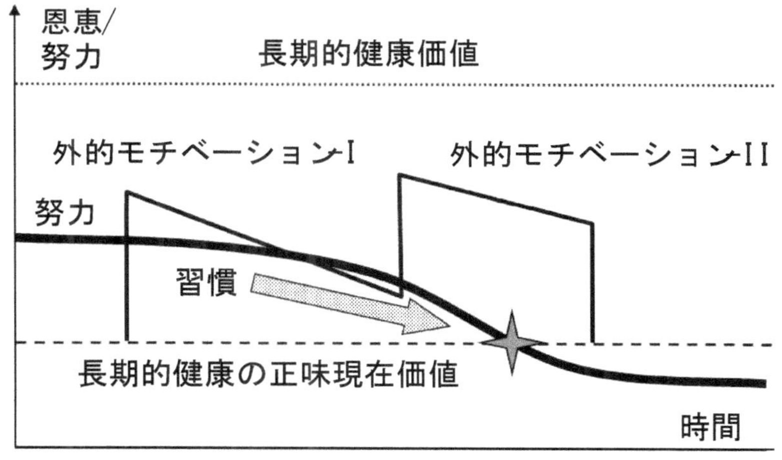

図表 12: 時に外部モチベーションの効果が下がるので、新たな
モチベーションと入れ替えなければならない

ダイエットがうまく続き、順調に体重も落ちていけば、自分に自信が
持てるようになる。見た目もスマートになり、体調も良くなることで薬
の量も減る。毎日もっと活発に行動ができるようになる。靴紐を結ぶ
時の苦労もなくなる。このような効果は、長期的健康の想定価値に
目に見えるプラスの効果を引き起こす（図表 13）。

自分自身に自信がつけばつくほど、以前のような乱れた食生活や運動不足の生活に逆戻りすることがないように、もっと減量しなければならない。さらに減量することで、自分により自信が持てるようになるので、長期的健康の正味現在価値から来る内的モチベーション（これは自然な関係として減量の努力に直結しているが）が増加して、もっと少ない外的モチベーションでよくなる、もしくは必要すらなくなるポイントへと到達する時間がより短期間になる。

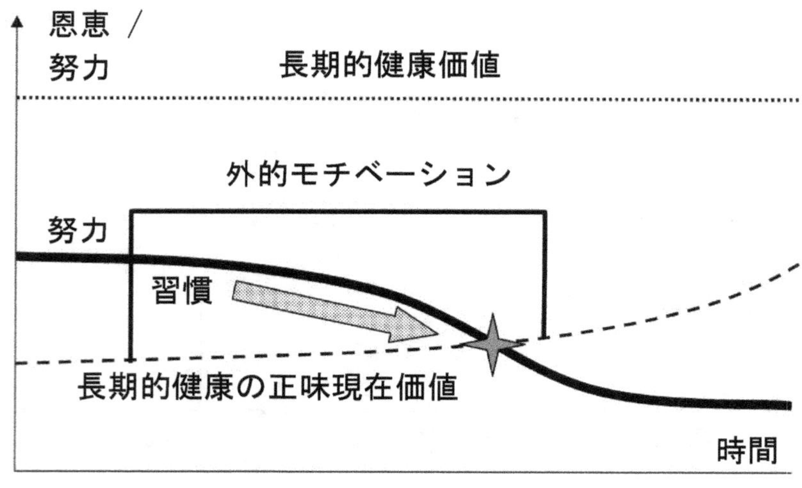

図表 13:長期的健康の現在価値に直結するポジティブな効果

***

もしこの構図があなたにとって納得感があるものであるならば、ダイエットを成功させるための 5 段階のステップ（5つの原則）がある。

第 1 ステップは、ダイエットの目標を設定し、それを 6 ヶ月に分割する。あなたはその目標を非常に速く達成したいと考えてはならない。あなたはこの先の人生でずっと持続出来る新たな生活習慣を創出するのだ。そのために毎月の体重許容限界を設定する。そして、あなたの新たなルーチン（何を食べるか、いつどのようなエクササイズを実行するか）を最も日常的なルーチンとなっている時間（大抵は

                                    Yoram Solomon

朝だが)に、その時間に必ずある合図(エクササイズを開始するための起床する朝の目覚まし時計)と併せて導入する。

第2ステップは、少なくとも1日3回は体重を計ること。最初の計測は朝で実際に評価の対象となる体重である(あなたが体重許容限界以下かどうかを決める)。2番目は夕方仕事から帰宅したあとで、まだ問題があれば何とか対策を打つことが出来るタイミングでの計測。そして最後が就寝直前で、翌日の体重がどうなっているかが予測出来る。このように頻繁な体重測定で、あなたは自分の身体と代謝の状態、どのように食品によりあなたの身体に違う影響が出るのか、エクササイズがどのように貢献しているのを知ることが出来る。

第3ステップでは、あなたは減量の成果に対し自然な関係においても論理的にも全く連動していない有効な外的モチベーションを見つけ、毎日または月間の体重限界の目標達成時(もしくは未達成時)の褒賞とルールを創らなければならない。その褒賞とルールは例えば以下のようでなければならない:

あなたにとって重要なことであること。絶対にあなたにとってどうでも良いことではだめだ。

あなたに毎日影響を与えなければならない。あなたの潜在的収入、家族生活などに影響を与えるようなものであってはならない。しかし、あなたが楽しむことに関係があるものなら良い。

第4のステップでは、第3者に「鍵」を渡すこと。あなた自身は信用できない。あなたはずるをして、近道をするかもしれないし、これらの褒賞もしくはルールと減量との間の関係は人工的なものだからだ。あなたが(比喩的にも文字通りとしても)目標を達成しない限り、本当に達成した状態にならない限りはあなたに「鍵」を渡さない、そんな誰かに「鍵」を託さなければならない。この「鍵」を託される役割は、あなたが信頼し、尊敬し、その人に対して期待を裏切ると自分自身も罪の意識を感じるような方に依頼するのが最適である。

第5のステップは、このルールが全く気にならなくなったら、ルールを変えること。あなたが新しい健康生活習慣が定着している限り、ある期間このルールを失くしても構わない。しかし、あなたがかつての悪い生活習慣に転げ落ちて行き始めたら、直ぐに新しいルールでの修正プランを適用しなければならない。

ひとつ注意しておく。私は決してあなたに何を食べればよいか、何を食べてはいけないかと言うつもりはない。私はまたどのように（どのくらいの量）のエクササイズをしなさいと言うつもりもない。それはあなた自身が決めることだ。世の中には、あなたに合ったダイエットやエクササイズの方法が溢れている。つまり私はあなたに知識を与えるつもりはさらさらない。あなたは既にその知識を十分に持っている。もし持っていなくても、どこで見つければ良いかを知っている。あなたは愚かではない。あなたに必要なのは、正しいモチベーションだけだ、もしあなたがこの本のアドバイスにしたがってダイエットを実行したら、あなたは成功すると思う。多分、多分だがこれは史上最悪のダイエットではない。幸運を祈ります。

11.

企業、保険会社、そして政府に何が出来るか？

　　最初の 10 章で、私はなぜダイエットや長生きすることへの
モチベーションが外的でなければならないのかを説明して来た。そ
の理由は、内的モチベーションは単に機能しないからだ。過去 10
章では、あなたが減量したい人、健康になりたい人だということが前
提だった。あなたにはまだまだダイエットを成功させるまでの内的モ
チベーションは持ちあわせていないだろうが、それでもあなたがダイ
エットや健康になりたかったことには変わりない。だから私は、どのよ
うに成功させるに十分なモチベーションを創出するかを教えて来た。

　　しかしながら、あなたのダイエットへのニーズはあなた自身
からだけではないかもしれない。あなたの生活習慣が第三者へ影
響を与えるということがあることを理解するだろう。特に、あなたが働
いている会社、医療保険を契約している生命保険会社、あなたの
住んでいる国の経済にすら影響を与えている。これらの組織はあな
たの健康維持に、ひょっとしたらあなた以上に関心とモチベーション
がある。肥満の医療費とそれに起因する予防可能な慢性疾患は、
米国のみで年間 1,470 億ドル（約 16 兆円）から 2,100 億ドル（約
22．9 兆円）の間であると推定されている。肥満はその結果として欠
勤（毎年 43 億ドル（約 4,690 億円）と見積もられている）を引き起こ
し、生産性を低下させ、年間肥満労働者 1 人あたり 506 ドル（約
53,600 円）の負担を他の雇用者に掛けている [46]。さらに、大人の重
症の肥満者（BMI 値が 40 超）の医療費は、健康範囲の体重の大

---

[46] https://stateofobesity.org/healthcare-costs-obesity/

人と比べて 81％も多いし、平均的肥満者よりも 25％、肥満ではな
いが過体重の人よりも 22％も多い。

　　　ある報告書は、肥満の結果としての医療費高騰と生産性の
低下が、男性は年間 6,087 ドル（約 66 万円）、女性は 6,694 ドル
（約 73 万円）の損害に達すると指摘する。さらに、BMI が 35 を超
える人は、人口の 37％に過ぎないが、損害費用の 61％に及ぶ構
造的問題と述べている [47]。

　　　最後に、ある 2008 年の報告書では、疾病予防への 1 ドル
（約 109 円）投資すると、米国では平均して 5.6 ドル（約 610 円：医
療費と生産性低下損害）のリターンがあると示している。州ごとには、
4.2 ドル（約 457 円：アリゾナ州）から 9.9 ドル（約 1070 円：ワシントン
DC）とばらついている [48]。

　　　一つだけ明らかなことがある。企業も、生命保険会社も、そ
して政府すら、彼らに責任がある社員や被保険者や国民が健康で
あることを保証することに高いモチベーションがある。社会的、非経
済的な理由はさておいても、経済的モチベーションだけでも十分に
大きい。

　　　どの国もが同じように肥満の影響を受けるとは限らない。
2017 年の OECD の報告書 [49] によると、米国は 32.4％の大人の肥
満率で他国を大きくリードしている。第 2 位はメキシコで 32.4％だっ
た。OCED の国々の平均は 19.5％で、最低の肥満率は日本
（3.7％）、そして韓国（5.3％）[50]であった。全てのことで米国は世界
をリードしている訳だが、それには理由がある。ミネソタ大学食品業
界センターで実施されたある調査では、米国に比べて極めて低い

---

[47] https://www.ncbi.nlm.nih.gov/m/pubmed/20881629/
[48] http://healthyamericans.org/reports/prevention08/
[49] Not a spelling mistake... It's a European organization.
[50] http://www.oecd.org/els/health-systems/Obesity-Update-2017.pdf

　　　　　　　　　　　　　　　　　　　　Yoram Solomon

肥満率の日本は、米国より食費が高いという結果が報告されている（そのために日本人の一日のカロリー摂取量は 200 超キロカロリーも米国人より少ない）、さらにガソリン代が高いので車を運転しないで歩いて電車やバス通勤する人が多く、結果的に歩く人が多い [51]。この報告書は以下のような推奨文を掲載している：

> 政策的解決策としては、経済的なインセンティブとして、アメリカ人が車に乗るのではなく、公共交通機関をより多く使うように奨励する方向で、つまり典型的にはもっと歩くように構成することが出来る。

実際に、この報告書は私がこれからお話したいポイントに関する非常に強力なケーススタディを提供してくれた：組織（企業、生命保険会社、そして政府機関）がダイエットし健康に生きることへの外的モチベーションを形成し得るということを。ではどのようにそれを実現出来るのか？

$$***$$

どのように実現出来るかを話す前に、何をすべきかから話すことにする。第 5 章の冒頭で明確に示したように、あなたはまずどのように計るかから始めなければならない。ペーター・ドラッカーは、「もしあなたがマネジメントする対象を計ることが出来ないなら、マネジメント出来ない」。外部モチベーションを創出することは素晴らしいことだが、同時に計測出来る結果、そして何より目指す目標を併せても設定出来なければならない。それは体重そのものかもしれないし、それは「はじめに」の中で紹介した BMI 値

（計算式は体重 kg ÷ （身長 m)2）であるかもしれない、また計測出来るものであればどんな他の健康指標でも構わない。今は、BMI を健康の指標として使うことにする。WebMD [52] プログラムでは、BMI

---

[51] http://ageconsearch.umn.edu/bitstream/14321/1/tr06-02s.pdf
[52] http://www.webmd.com/men/weight-loss-bmi

が 18.5 以下だと過少体重、BMI が 18.5 と 24.9 の間にあると健康体重。さらに BMI が 25 から 29.9 だと過体重、そして BMI が 30 以上だと肥満と定義される。その他の分類としては、BMI が 40 以上だと重度の肥満、もしくは病的肥満と定義される。

　　　　BMI を使うと体重を使うよりも良いと思っている（私の意見では、私は健康やダイエットのエキスパートではないし、モチベーションのエキスパートだけだが）、なぜなら BMI は他の要素も考慮しているからだ。もし 5 フィート（152.4 センチ）の人と 6 フィート 6 インチ（198.12 センチ）が同じ体重目標ではおかしい。そして、また 300 ポンド（約 136 kg）の人が 150 ポンド（約 68 kg）の人と同じように 100 ポンド（約 45.4 kg）の減量を目指すことはどちらの人にもおかしな話である。人それぞれの体重や身長における健康な BMI 値を目指すことは理にかなっている。私は、さらに調査し、本当の医療的視点からの意見を聞いて取り入れることは、それが一般的だろうと個人的だろうと、望ましいかを考えた。しかし、以下のディスカッションには、BMI 値を指標として選び、健康な BMI 値範囲（18.5〜24.9）を目標値範囲と設定することにする。

***

何が企業に出来るのか？

　　　　先程紹介した報告書の中で、肥満の一人当たりの年間コスト、医療費と生産性低下による損失、は 6000 ドル（約 65.4 万円）以上かかっている。さらなる調査が必要だが、仮説的には、私は真の企業への損失は年間 6000 ドル（約 65.4 万円）の内の 4000 ドル（43.6 万円）に過ぎないと推定している。収入の減少、費用の増加、および企業側が支払う医療保険料の増加、および場合によってはその他の費用として現れる。

　　　　それではどの程度、企業は社員の健康改善コストを支払おうとしているのか？今日、CSR（企業の社会的責任）の時代に、私は企業が健康な社員の非経済的価値のために 4000 ドル（約 43.6 万円）以上を投資したいと考えている。また、一方では企業が収支トントン以上のお金を投資したくはないとすると、企業は社員の健康を維持しながらも、4000 ドルの損失を補填するために 4000 ドルは投資することには前向きだ。

　　　しかしながら、私はさらに進み、ビジネスの目的は株主の利益の最大化にあるというミルトン・フリードマンのアプローチを取る。もし、企業が社員に対して健康になるように外的モチベーションを与えることに投資をしなければ、肥満の損失コストである 4000 ドル（約 43.6 万円）を失う。もし 4000 ドルを使えば、社員は健康になるが、その 4000 ドルを失う。私は、あなたにダイエットしてより健康になるためのインセンティブは年間 4000 ドルよりも小さいと言いたい。労働省の統計数値によると、1 週間 40 時間勤務だとして年間平均給与は 44,148 ドル（約 481 万円）、管理職の平均給与は 63,076 ドル（約 687 万円）、そしてサービス職の平均給与は 28,080 ドル（約 306 万円）[53] だ。そして前述の 6,000 ドル（約 65.4 万円）の肥満コストは全米平均なので、平均給与の 14.5% に当たります。

　　　そして、ここに 2 億ドル（約 218 億円）の価値がある質問がある。もしダイエットに成功し、あなたの給料が 14.5% 増加するとしたら、あなたにとって健康な人生を送ることへの内的モチベーションの正味現在価値を補完し、ダイエットすることに十分な外的モチベーションになるだろうか？図表4における黒い棒グラフの部分に匹敵するモチベーションの大きさになるだろうか？私は、その答えは確かにイエスだと思う。しかし、私は、もしボーナスがあなたの給与のたった 5% だったとしても、やはり答えはイエスだと思う。ここでの健康の経済性は成り立つ。企業は社員が健康になるために 2,000 ドル（21.6 万円）を投資すると、不健康な社員の結果被った 4,000

---

[53] https://www.thebalance.com/average-salary-information-for-us-workers-2060808

ドル（43.6 万円）の損害を救うことが出来る。企業が健康な社員を有する事実は、ケーキの上の保冷剤のようなものだ。いや、ケーキではなく、サラダ。たぶん保冷剤ではなく、低コレステロールドレッシングか。

　　　　別の方法も思い浮かぶ。たぶんもっと効果的かもしれない。あなたが良く知っている聖書の言葉に、「神はあたえ賜う、故に神は奪い賜う」。一言で言うと「拡張−形成理論」[54] の通り、ネガティブな事象はポジティブな事象よりも 3 倍パワフルである。その結果として、もし給与明細書に、BMI 値が健康範囲で無くなったら取り上げられる 5％の「健康プレミアム」が入っていたらどうだろうか。5％が取り上げられることはただ単に5％貰うよりも、3 倍もインパクトがある。実際に、もし私が正しく、5％のボーナスが十分だとしたら、給与の1.67％を不健康な行動のためにそれを取り上げられることの方が（事前にこの部分が「健康プレミアム」だと定義されていて、不健康な行動をすると取り去られてしまうことが事前に解っているので、取り上げられても訴訟には発展しない）、健康な行動に対して5％を払うよりも同じ位の効果があるはずである。私は調査したことがないが、たぶんこれは実施する価値があることだと思う。

　　　　もし指標が BMI で良いならば、外的モチベーションは目標である健康な BMI 値範囲に連動されていることが非常に重要だ。社員は、他の社員の BMI 値と BMI のパフォーマンスで比較される必要はない。一つのアイデアとして、私は BMI の目標値を達成した中でトップ 20％の社員だけにボーナスを与えると聞いた（「健康プレミアム」を取り去るのではなく）。しかし、これはひょっとしたら過食症などの不健康な行動を引き起こす社員を多く生み出すかもしれない。

---

[54] https://positivepsychologyprogram.com/broaden-build-theory/

　　　　　　　　　　　　　　　　　　　　　　　Yoram Solomon

　　私は、ゆっくり傾斜させたボーナス（もしくは一切傾斜しないもの）にすることを勧める。もし私の BMI が 40 の場合、私の目標は 25 以下とする。そして私の達成ボーナス（つまり健康状態未達による除去がないもの）がもし 25 に達したら一回に限り貰えるとする。私はひょっとしたら途中で諦めるかもしれないし、その山は高過ぎると思ったかもしれない。しかしながら、もし私の BMI が 35 以下であるかぎり、ボーナスの 50％が貰えるとして、もし 25 以下になったら 100％貰えるように設計したら、私はずっとモチベーションを持ち続けてチャレンジを続けるだろう。50％のボーナスは全く貰えないよりもはるかに良いし、5 ポイントの BMI 値の改善（250 ポンドの人なら 30 ポンドの減量）は、15 ポイントの BMI 値改善（250 ポンドの人なら 95 ポンド）よりもよほど達成しやすい。直近のゴールの達成は、最終ゴールの達成への更なるモチベーションを創出する。

　　指標はダイナミックであり得る。私自身の体重減量によく似て、最終的な目標体重に到達するまで毎月異なった月間目標体重以下を目指していたように、企業は滑らかに傾斜させた BMI 目標値を実装することができる。あなたは、社員が目標値である BMI 値 25 以下に到達するまでは、毎月例えば 2 ポイント以上の急激な BMI 減少を実現して欲しくはないだろう。あなたは同時に新しい生活習慣を形成しなければならないし、時間をかけて習慣化しなければならないということを思い出して欲しい。ボーナスの額（或いは「健康プレミアム」が除かれていない給与）は、最終目標でなく、月間の傾斜目標に連動していなければならない。この方法で、もし私の BMI がこのプロセスの最初に 39 だったとする（目標は25だとして）、私は最初の月を過ぎたら 37 に下げることを目指し（100％の褒賞が BMI 値37に連動されている）、その翌月は 35 を目指してという具合に。この方法で、最初の月の36の BMI 値は私にとっては 100％の給与（「健康プレミアム」を含んだ）を意味し、しかし翌月には同じ BMI だと、「健康プレミアム部分」が 50％になってしまう。これは私が BMI 値 25 に到達するまで続く。この時点から、100％の「健康プレミアム」は BMI 値が 25 以下を維持しているかぎり貰える。

　　考慮すべきポイントは、過少体重である BMI 値 18.5 ポイント以下まで行った社員を懲罰するのかどうかという部分だ。私はこの議論についてはオープンのままにしておきたい。私は個人的には、もし BMI 値 25 以下に行く追加の外的モチベーションが無ければ、人はその時点で減量を止めると思う。多分、減量し過ぎて彼らはうっかり「健康プレミアム」を失いかねない。しかし、はるか下方に減量過ぎるようなことが起きるだけのモチベーション（外的にも内的にも）がないと思う。

　　この企業のインセンティブについての最後の項目は、またまた経済的なものではない。私は健康に生きることへの外的モチベーションとして昇進を使うことはあまり気が進まない。昇進はあくまでも仕事に対する貢献でなされるべきものだと思う。しかしながら、その他の贈り物や褒賞は企業への経済的なコストよりも社員にとって大きな価値があると思う。私は、オフィスビルの入り口に近い場所の駐車場がどれだけ社員にとって価値を感じるか解らないが、もちろんゼロではなく、ある程度の価値があると思う。同時に、企業にとっても、駐車場を割り振り直すことに追加コストは掛からない。あなたもこのようなアイデアは幾つもあるだろう。

＊＊＊

　　これまで、この章では企業がどのように社員達が直接的、間接的な肥満のコスト（社員の生産性低下と会社の医療費負担）を削減するために、どのような外的モチベーションを創出出来るのかを議論して来た。これから非常に興味深い 2 つの組織についての議論を始める。

　　最初は、生命保険会社だ。もし保険料が固定されているとすると、肥満の契約者は生命保険会社により大きなコストが掛かる。もし、生命保険会社があなたの保険料をあなたの BMI 値に基づいて変更するとしたらどうだろう（それが固定目標であっても傾斜目標であっても）？期間生命保険料が年齢やたばこ喫煙量、アルコール

　　　　　　　　　　　　　　　　　　　　　　　　　Yoram Solomon

摂取量を基にリスクを計算しているのと同じように。もし、あなたが肥満であるために年間 6,000 ドル（約 65.4 万円）の余計なコストが生命保険会社に掛かるとすると、彼らは喜んで 3,000 ドル（約 32.7 万円）下げると思いませんか？もしあなたの保険料が毎月 250 ドル（約 27,000 円）下がると良くないですか？繰り返しになるが、もしあなたが BMI 目標値を達成した時にベネフィット（値引きなど）を渡すことよりも、達成しなかった時にベネフィットを外すことの方がより効果的な方法かもしれない。3 倍有効かもしれない

＊＊＊

　　　最後は政府機関である。政府には公衆衛生（健康状態改善による医療費削減、健康保険料削減、社会保障費削減など）を向上させる独自のモチベーションがある。政府の補助金総額から健康保険や減税などを実現している。政府機関はまた雇用者でもあることを忘れてはならない。これまで述べて来たように、企業と社員に関係することは、政府機関と国民にもあてはまる。政府が持つ外部モチベーションは、税金課金表、特別減税（もし健康状態やBMIを改善したらより大きな減税が適用されたりしたら素晴らしいと思いませんか？）、そして払戻スケジュール。もしあなたのダイエットや健康的な生活によって税金が下がるとしたら凄く強力な外的モチベーションになると思いませんか？

　　　そして、あなたが政府は自分の健康に対して干渉すべきではないと叫ぶ前に、私の税金が私の不健康やその結果としての医療費などに支払われている唯一の収入源ではないことを思い出すべきだ。あなたも同じだ。私は自分の健康を良く管理しないので、あなたは私の医療費をカバーするために税金をもっと払わなければならない。今、もし私の体質改善が実際にあなたの税金を下げることに貢献するとしたら、あなたは政府が私に私の健康を管理するために私をモチベートするべきだと思いますか？

＊＊＊

　さて、あなたの時間を節減しよう。私はあなたが企業や生命
保険会社や政府機関が、我々の健康やサラリーの一部や、生命保
険料や、税金に関わって来るのを阻止する法律や規制を調査し始
めるところだろう。心配することはない。そんなものは関係ない。もし
関係があったとしても、変えることが出来る。この本とこの章で私が
注視したかったのは、何が許されているかではなく、何がより効果的
かということである。

＊＊＊

　最後の質問は、実践的で論理的である。あなたの会社の社
員や、生命保険会社の契約者や、国民の健康をどのように計るか
（より詳細には体重とかBMIとか）？自己申告に依存するのか？そ
れを人事部長、生命保険募集人、政府機関職員の前でやるのか？
どのような頻度で測定するのか？

　そのような質問には全て答えがある。もちろんその答えは、
技術的なものから心理的なものまでいろいろあり、時間と共にどんど
ん変わるでしょう。私はコンセプトをあなたに与えたので、どのように
答えるかはあなだにお任せします。

Yoram Solomon

付属資料: 調査サマリー

ある日、私は博士課程のアドバンストコースの研究活動をやっている際、私は私のアカデミック・アドバイザーから電話があった。

「あなたは登録に助けが必要ですか？」

「いえ、大丈夫です。私はすでに来季の登録は終わっています。」

「そのことは解っています。それではなくて、現時点であなたはすでに博士論文のテーマを考えなければなりません」。

「ああ、それならば、私はすでにテーマを決めています」。

「そうですか。それならそのテーマで研究をすすめるために、あなたのメンターと研究方法について議論しなければなりません」。

私は語るのを止めて、主要な調査の方法論について説明しよう。調査には、定性的と定量的の2つの方法論があり、それぞれに非常に強力な支持者がいて、片方の調査方法で実施された研究を、もう片方の支持者は完全に否定するほど分断されている。定量的調査は、その性質から言っても非常に説明しやすい。サーベイ調査（既存のものを使っても構わないが）を基に大規模な参加回答者に対して実施し、その調査結果を統計的に分析して、構築した仮説をサポート（もしくは否定）するというものだ。一方、定性的調査は、その性格上さらに説明し易い。定量的調査よりも数が少ない対象者に対して面談し双方向で質問をやり取りし、新しい情報がその会話の中から出てくることがあり、それは事前に決められた質問項目で実施するサーベイ調査には無かったような質問項目かもしれない。

「私は既に、どの調査方法を使うかは分かっています」。

この時点で、彼は私に嫌気がさしてきた様子でこう言った。

「分かった。ちょっと厳しく言おう。君は定量的調査法と定性的調査法のクラスのどちらにも登録している。だから君はどの調査方法を使って博士論文を書けば良いか分かっていないということだ。」

「しかし、私は分かっています」と答えた。「私は定性的なケーススタディ方法を使います。」

「ではなぜ定量的な調査方法のクラスも取るのだい？」

「それは簡単な話です。私は博士論文を定性的なケーススタディを使って完成します。そして博士号 Ph.D.を取得します。そして、人生のどこかで、私が定量的なサーベイ調査を使った研究をしたくなった場合に、どうなるのですか？私は、その時に定量的調査方法論のクラスを取っていなかったことを認識する訳です」

彼は、これまでに誰もそんなことはやっていない、大学の調査部門の主任に確認する、そして私がやろうとしていることは何も間違っていないということになった。それで、私は定性的調査も定量的調査も取ったし、サーベイ調査の開発方法も取った、そして私はほとんど定性的調査に基づいて博士論文を完成させた（実際には、その研究では定量的調査の要素も少し取り入れて実施したが）。定量的なサーベイ調査と調査法のクラスを取ったお蔭で、この本に含まれる調査のために非常に有効だったことが解かった。

＊＊＊

これまでに述べたように、私はこの本を書くために、2014 年 4 月 15 日から 4 月 23 日までサーベイ調査を実施した。私のゴールは、解析するのに十分なサンプルサイズである 200 名の参加者を集めることであった。私は、サーベイを Facebook や LinkedIn、Google+の

　　　　　　　　　　　　　　Yoram Solomon

ネットワークを通して配布して実施した。8 日間で 222 名の回答が
あり、私は受付を締め切り、解析を始めた。

以下がサーベイ調査票にある 10 の質問である:

1. あなたは過去 5 年間（今日も含めて）に、自分が減量する必要が
あると自ら欲したこと、やらなければと思ったこと、あるいは人に必要
だと言われたことがありますか？

- ノー
- イエス

この質問の意図は、ダイエットに対する認識と彼らが自らその必要
性をどれだけ持っていたかを計測することだっだ。

2. あなたは過去 5 年間にダイエットとかエクササイズにより意図的に
減量しようと思ったことがありますか？（この回答には、手術で脂肪を
除去した方は含まれません）

- ノー
- イエス

質問2は、ダイエットにチャレンジした方の中で、実際に減量出来な
かった回答者を取り除くために設定した。

3. もしあなたが減量したとして、減量出来た体重はどれが一番近い
ですか？

- 減量出来なかった、或いは 10 ポンド（約 4.5 kg）未満だっ
  た
- 10 ポンド（約 4.5 kg）
- 20 ポンド（約 9 kg）
- 30 ポンド（約 13.5 kg）
- 50 ポンド（約 22.5 kg）
- 100 ポンド（約 45.3 kg）以上

3番目の質問は、依存性が高い変動要因（結果、あるいはその他の成果）：つまりどの程度の体重が努力の結果減らせたのかを問うている。全ての回答者が大幅な減量をすべきだと考えていた訳ではないことを述べるべきだし、この質問は潜在的には2つの質問に置き換えた方が良い。あなたはどの位の体重を減量すべきだと思っていたのか？あなたは実際にどの程度の体重を減量出来たのか？の2つの質問だ。そして、この2つの質問の比率を見ることで、どの位の回答者が実際に減量目標を達成したかを計ることが出来る。

4. もしあなたが減量したとして、どの位の期間で減量したのですか？（あなたが減量するのに要した期間に最も近い選択肢を選んで下さい）

- 減量しなかった
- 1ヶ月
- 2ヶ月
- 3ヶ月
- 6ヶ月
- 12ヶ月以上

質問4は、独立要因を計ろうとしていて、回答者の減量後の維持能力を減量に掛けた期間、即ちスピードとの相関関係を後で測りたかった。私は、短期間で減量した回答者はその減量後の体重を維持するのに苦労したはずだという仮説を持っていたからだ。

5. あなたがダイエットをしようと思った背景のモチベーションは何だったですか？

- 私は減量しなかった。
- 私の長期的健康と幸せ
- 今対応が必要な直近での健康リスクもしくは生命の危険
- 私は自分自身に段階的目標を達成したら、自分に褒美を与えるような約束をしていましたか？（例：新車を買うなど）
- 私は、ある目標体重以下なら自分自身に恩恵があるようにしている。

 Yoram Solomon

5番目の質問は、2番目の独立変数である、ダイエットに対する異なる潜在的モチベーションと減量を維持する能力を比較する、カテゴリー化する質問である。

6. あなたはある期間でリバウンドしましたか？

- 私は最初から減量はしなかった。
- 私は減量した体重をそのまま維持した。
- 私は減量した体重の半分程度維持した。
- 私はリバウンドして元の体重に戻ってしまった。
- 私はむしろダイエット開始前よりも体重が増えてしまった。

質問6は減量後の体重が長期間に渡り維持出来たかどうかを測る依存変数（結果や成果）に関するものである。

7. あなたは減量してからどの位経っていますか？

- 直近のダイエットチャレンジでは、全く減量出来なかった。
- 3ヶ月以内
- 3ヶ月から6ヶ月以内
- 6ヶ月から1年以内 MORE
- 1年以上

質問7の目的は、回答者を減量してから十分な時間が経っているかで分けて、質問6、回答者が減量を維持しているかどうか、の回答と関係があるかを調べるために用意した。

8. あなたは過去5年間にどれだけのお金をダイエット商品やサービスに注ぎ込みましたか？（正確でなくて構いません。本やダイエット薬剤、フィットネスマシンを含めてダイエット商品やサービス、もしくはその目的で購入したもの、体重監視アプリその他、管理栄養士の指導予約なども含めて回答して下さい）。

- 何も購入しなかったか10ドル（約1,100円）未満
- 10ドル（約1,100円）以上で100ドル（約11,000円）未満
- 100ドル（約11,000円）以上、1,000ドル（約11万円）未満

- 1,000 ドル（約 11 万円）以上

質問8も質問9もただ単に私の興味から出ていて、回答者がダイエット商品やサービスに対してどれだけのお金を注ぎ込んでいるのかを知りたかったし（序章で述べたように、米国平均で一人当たり 200 ドル（約 2.2 万円）費やしていることを確認したかっただけだが）、この本の対象市場の規模感も知りたかった。

9. あなたは過去 5 年間にダイエットに関連した本を購入しましたか？

- 全く購入していない
- 1 冊だけ購入
- 複数冊購入

10. 減量していようがいまいが、どの位の頻度で体重を測っていますか？

- 全く計測していない、もしくは月 1 回程度
- だいたい週一回程度
- だいたい一日に一回程度
- だいたい一日に一回以上

最後に、質問 10 では 3 番目の独立変数、体重計測頻度を測り、計測頻度が減量や、ある期間の減量体重維持に対してどの程度有効なのかを調査したかった。

    Yoram Solomon

謝　辞

　　この本のアイデアは私自身の中から出て来たものではあるが、他にも多くの方々の助けがあってこの本が書けた。これらの助けがなければこの本は完成しなかった。

　　最初に、私の調査に回答頂いた 222 名に上る匿名調査の参加者に心からお礼を述べたい。私はこの方達全員の名前を知らないし、そのまま匿名にさせて頂きたい。また、この調査を他の方々にも積極的にご紹介頂き、私の調査の最初のゴールだった回答者 200 名という目標を超える数の回答者を非常に短期間に達成することが出来たことに感謝申し上げたい。

　　私は、自分自身の体験をシェアして聞かせてくれ、私の理論を磨いたり、修正したり、確認したりすることに協力してくれた、ジョー、アレックス、バレリー、ベス、ドン、そしてマチューに感謝したい。私はあなた方のオープンな姿勢、あなたの経験をこの本の読者にシェアしたい気持ちに心より感謝しています。

　　この第 2 版は、私の新しい友人、甲斐英隆氏（ニックネームは"Tak"：現在はグローバルデジタルイノベーション株式会社代表取締役、米国コンフルコア社パートナー）とのディスカッション内容から出て来た。彼はこの本の初版に興味を持っていて、私に、日本では企業（そして政府までもが）社員や国民の不健康に起因するコスト（医療費高騰による健康保険組合や国民皆保険の破綻危機、社会保障への悪影響）の削減に非常に高い関心とモチベーションがあることを話してくれた。我々のこのディスカッションがこの本の第 11 章、最新の章に繋がって行った。私は Tak にこの貢献の御礼を言いたい。また、日本語版出版にあたり、Tak と共に翻訳を担ってくれた松田裕幸氏、宮﨑淳氏に感謝したい。特に松田氏はプルーフリーディングも担ってくれた。そして日本版の題名やマーケティングの観点から数々の助言を頂いた高山真理奈女史にも御礼を述べたい。

マヤ、私の頭が良い思慮深い大学生の娘は調査結果を集計するのを手伝ってくれたし、まとめ、この本を通して私の仮説をサポートする調査結果を私に与えてくれたし、また新しい視点を創りだしてもくれた。

シーラ、地に足が着いた、実践的な中学生の娘は、私が個々の目標体重を達成し休憩を必要とした時に非常にまれに 1 日クーポンを提供してくれたが、実際にはルールを厳格に適用してくれた。

私は、個人的な内科主治医、プラノのヴィレッジ・ヘルス・パートナーズのサンダー・ゴサード先生にも感謝したい。彼は、私の減量に対してアドバイス、ガイダンス、検査結果のシェアなどを通してサポートして頂いた。私が今も生きているのはあなたのお蔭です。

この本を書いている時、私はダン・アレリー、テレサ・アマビル、カール・ドラッカー、サム・グラックスバーグ、チャールズ・デューヒグ、サンドラ・アモット、ブライアン・ワンシンク、ダニエル・カーネマン、エーモス・ベルスキーの研究、調査、理論、そして非常に刺激的な考え方に閃きを貰った。私は、彼らの 1 人 1 人に普通なら理解出来ない事象を理解することを助けてくれたことに、感謝の言葉もない。

最後に、私は読者の皆さんに、この本を買って、読んで、望むべくは、これまでとは違ったアプローチで、あなたの健康を改善するチャンスを得て、この本の方法を使い目標を達成してくれてい

　　　　　　　　　　　　　　　　　　　　　　Yoram Solomon

たら嬉しい。これに対して心から御礼が言いたい。あなた自身の最
高のダイエット実現を祈っています。ご幸運を！

著者紹介

　ヨーラム・ソロモンは、カペラ大学から組織とマネジメント分野での博士号(Ph.D.)を 2010 年に取得している。彼は、2 年間にわたり、なぜ人々が成熟した大企業よりもスタートアップベンチャー企業の方がより創造的なのかについての研究に従事していた。彼は、洞察力を使い、創造力を醸成しやすい環境をいかに創出するかに対して企業や非営利団体などの組織を助けている。彼は、テルアビブ大学から電気工学士の学位、法学士、コロラド大学コロラドスプリングス校から MBA の学位も取得しており、多分野における専門家です。

　キャリアを通して、ソロモン博士はほとんどが戦略家、イノベーター、起業家でした。彼はフォーチュン500の企業から彼が起業した小さなスタートアップベンチャー企業まで、様々な会社に勤務した経験があります。

　2015 年に、ヨーラムはプラノ独立学校区の評議会委員に選出されました。彼は、リーダーシップ・プラノ・クラス 31 の卒業生でもあり、プラノ・ユース・リーダーシップの前取締役会メンバー、民間航空巡視(米空軍の外部ユニット)の航空宇宙教育オフィサー(以前はパイロット)でした。

　イスラエルに生まれ、15 年間イスラエル国防軍(IDF)で従軍し、米国シリコンバレーに移住し 5 年間在住、そこで小さいベンチャー企業を立ち上げ、PCTEL の副社長に就任する前に売却した。テキサス・インストルーメント社で戦略および業界関係担当上級取締役、テキサス州キャロルトンにあるインターフェーズ・コーポレーション社戦略担当副社長、そこで彼は 2010 年に学校向けのイノベーション、双方向ディスプレーペンビュー（penveu）を発明した。それを 2014 年に市場投入した。ヨーラムは、妻と二人の娘マヤとシーラは 2003 年にテキサス州プラノに引っ越し、彼らの永住の家を建て、プラノ・ロータリー・クラブのメンバー（実は取締役会メンバーでもある）にもなった。

　　　彼は熱心な記事の作家であり、2007 年に彼の最初の本『クリスタルボールを使ったボウリング：どのように技術トレンドを予測すすか、破壊的実装を創出し業界を通してそれをナビゲートする』を出版しました。これは彼がテキサス大学ダラス校のビジネススクール大学院で、彼が開発し教えている「技術と業界未来予測」クラスの教科書になっている。

　　　ソロモン博士の起業家精神に対するパッションは、ノース・テキサス・アライアンス高等教育機関とイノベーションと商業化地域センターの取締役会に参画し、また彼自身がノース・テキサス・エンジェル（投資家）・ネットワークの創設メンバーでもあります。

　　　ヨーラムは、様々な話題について非常に情熱的に語り、スタートアップ・ウィークエンドやその他の場所でもキーノートスピーカーを務めることもある。2016 年、彼はナショナル・スピーカー協会のローカルおよび全米のプロフェッショナルメンバーになった。

　　　彼は何事に対しても戦略的アプローチを取り、この本の中で述べられている減量プログラムも同様に彼自身でこの方法を自分自身のダイエットに適用し、その成功により有効性を証明した。

　　　　　　　　　　　　　　　　　　　　　　　Yoram Solomon

翻訳者・監修者紹介

甲斐　英隆（かい　ひでたか：Tak）　翻訳と監修担当

現在、グローバルデジタルイノベーション株式会社代表取締役社長、米国コンフルコア LLP パートナー（日本代表兼アジア・太平洋地域担当）。

　富士ゼロックス 役員、アーサー・D・リトル ディレクター、サンマイクロシステムズ日本法人取締役・本社コーポレート・ディレクター、日本ユニシス チーフイノベーションオフィサー、データクラフトジャパン（現ディメンションデータ）代表取締役社長、アクサテクノロジーサービスジャパン代表取締役社長、アクサ生命保険 チーフグローバルサービスオフィサー・役員などを歴任。

　学歴は、マサチューセッツ工科大学スローンスクール　経営科学修士卒業 MS/(MBA)、マサチューセッツ工科大学　先進工学研究所（コンピュータサイエンス：人工知能他）客員研究員、早稲田大学　理工学部機械工学科（制御工学・医用工学）工学士卒業(BE)

松田　裕幸（まつだ　ゆうこう）　翻訳/プルーフリーディング担当

現在、グローバルデジタルイノベーション株式会社取締役 CDO、法政大学兼任講師、一橋大学非常勤講師。

　日本電気および東京工業大学において、形式仕様分野でのコンパイラ自動生成、プログラム自動生成、言語研究を実施。これまでに東京工業大学を始めとして複数の大学で教鞭を取り、変更してコンピュータサイエンスの複数分野の研究に従事。
近年は、エンターテイメント世界を前提に、言葉を理解するヴァーチャルロボットの設計、スポーツ動画解析システムの設計・実装に従事（ベンチャー企業）。医科大学と免疫のモデリングの研究に従事。

学歴は東京工業大学情報理工学専攻修士課程修了

宮﨑　淳（みやざき　じゅん）　翻訳担当

現在、グローバルデジタルイノベーション株式会社取締役 CTO、株式会社オレンジテクラボ CEO、産業技術総合研究所 招聘客員研究員

　富士ゼロックス（株）で日米の研究分野での主任研究員として活動。シリコンバレーで米国ゼロックスパロアルト研究所との連携研究に従事、富士ゼロックス・パロアルト研究所の研究員として駐在し現地での研究活動に従事。

産業技術総合研究所にて情報・人間工学領域 招聘客員研究員。
　学歴は慶應義塾大学大学院　後期博士課程終了　工学博士(Ph.D.)専門分野：　並列人工知能マシン。